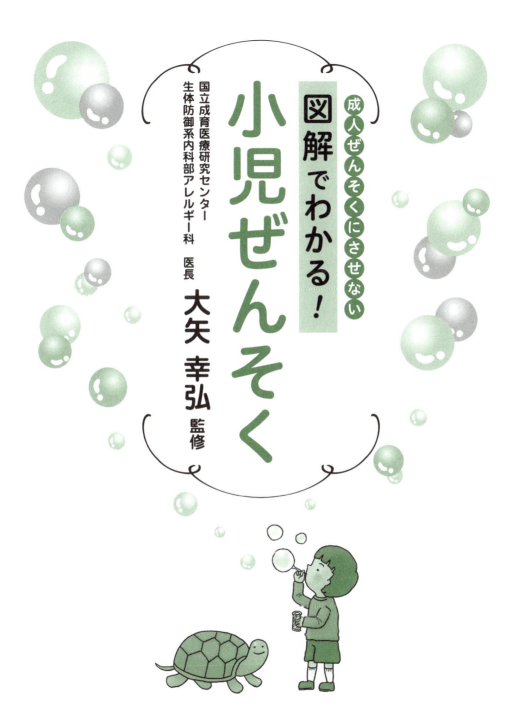

成人ぜんそくにさせない
図解でわかる！
小児ぜんそく

国立成育医療研究センター
生体防御系内科部アレルギー科 医長
大矢 幸弘 監修

法研

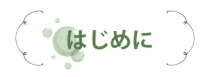

はじめに

　小児ぜんそくは、小児のアレルギー疾患の代表的なもののうちのひとつで、日本国内でも多くのお子さんが発症しています。
　小さなお子さんが、苦しそうにしているようすは、親御さんにとっても見ていてつらいことでしょう。また、症状も一朝一夕に消失するものではないので、お子さんの成長とともに長い目でみて取り組んでいく必要があります。これらのことが、心身の負担に感じられることもおありでしょう。
　小児ぜんそくの治療は、ここ十数年で大きく変わりました。
　発作時に対応する薬リリーバーとともに、吸入ステロイド薬を使用した、気管支の炎症をおさえるコントローラーを適切に使用することによって、患者を従来よりも効率的に寛解の状態に導くことができるようになりました。薬剤も作用、形状ともに、工夫が重ねられ、より効果的で使いやすいものが研究されています。
　また、環境整備を併せて行うことにより、アレルゲンの影響を極力おさえ、結果的に薬剤の使用量を減らすこともできます。
　適切な症状のコントロールを行うことで、小児ぜんそくがお子さんにもたらす影響を最小限におさえることができます。
　本書では、小児ぜんそくを成人ぜんそくに持ち越させないことを目標に、小児ぜんそくのお子さんをおもちの親御さんに向けて、小児ぜんそ

はじめに

くの基礎知識、治療法、生活のなかで気をつけることをわかりやすくご説明しました。ご家庭での対処法については、完璧をめざすのではなく、可能な範囲でよりよい環境を築いていただけるような方法をご紹介するようにしました。

　小児ぜんそくの治療法は一昔前と今とでは大きく変わりましたので、誤解や世代間の認識の違いが大きいところがあります。ご家族が科学的根拠に基づいた正しい知識を身につけて治療に臨まれることは、小児ぜんそくの改善に必要不可欠であり、また成長したお子さんがご自身で治療を続けていくときにも、力強い支援となります。

　そのうえで、わからないこと、不安なことがあったら、ぜひ専門医に積極的に質問してください。

　本書が、小児ぜんそくに悩むお子さんと、ご家族の一助となりますことを願っております。

2015年4月

国立成育医療研究センター　生体防御系内科部
アレルギー科　医長　大矢幸弘

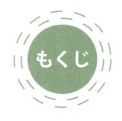

2	●はじめに
9	**第1章　小児ぜんそくとは**
10	❶ぜんそくとは？
12	❷増えている小児ぜんそく
14	❸ぜんそくには2つのタイプがあります
18	❹ぜんそくの発作を起こしやすい原因
22	❺呼吸のしくみと気管支のはたらき
24	❻ぜんそくの人の気管支
26	❼ぜんそくの人の発作
27	❽ぜんそく発作のサイン
29	❾ぜんそくの重症度分類
31	❿成人ぜんそくに移行させないために
32	●ぜんそく治療ロードマップ

35	**第2章　小児ぜんそくの検査や診断**
36	❶はじめての発作
39	❷ぜんそく発作の強さ
44	❸どんな検査をするの？
48	❹小児ぜんそくの診断
53	**第3章　小児ぜんそくの治療**
54	❶治療方法は、どうやって決めるの？
55	❷治療の目標
57	❸どんな薬で治療するの？
64	❹治療はステップごとに変わっていきます
72	❺いろいろある治療情報、何を信じればいいの？
76	❻鼻の治療もしっかりしておきましょう
78	❼薬の疑問や不安は解消しましょう

81	**第4章 パパ、ママができる！発作を予防する日常生活**
82	❶室内環境を改善して発作を防ぎましょう
95	❷食品への注意は？
98	❸小児ぜんそくと運動
102	❀発作を起こさない室内環境は？

105	**第5章 パパ、ママができる！発作に備えるケア**
106	❶ぜんそくのコントロール状態
112	❷「ぜんそく日記」をつけましょう
115	❸ピークフローを測りましょう
119	❹「ぜんそく・ピークフロー日記」をつけましょう
122	❺コントローラーの種類と使い方

125	❻	pMDIを使った吸入法
127	❼	DPIを使った吸入法
129	❽	吸入補助器具
132	❾	家庭用電動ネブライザー
136	❿	家庭用電動ネブライザーを使った吸入法
138	⓫	吸入を無理なく続けるために
140	⓬	強い発作にはどう対応すればいいの？
143	⓭	入院はどんなときに必要なの？
145	⓮	災害時の備えはどうすればいいの？

149　第6章　子どもの成長とぜんそく

150	❶	成人ぜんそくに移行させないためには？
154	❷	保育所や幼稚園で、どんなことに注意すればいいの？
158	❸	小学校では、どんなことに注意すればいいの？

170	❹予防接種を受けるべき？
171	❺ぜんそくの自己管理ができるように
174	❻周囲の人に小児ぜんそくを知ってもらいましょう
177	❼ぜんそく治療の展望

編集協力・DTP◆株式会社ライズ　編集協力◆井澤由里子
カバー・本文デザイン◆テックプランニング株式会社　イラスト◆渡邊梨沙子（株式会社ケイズ）

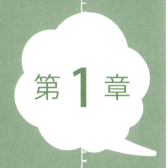

第 1 章 小児ぜんそくとは

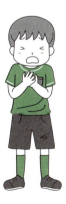

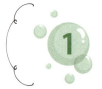

1 ぜんそくとは？

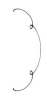

　ぜんそくは、空気の通り道である気道（P.22）のうち、肺から先にある気管支が炎症を起こす病気です。正式には「気管支ぜんそく」といいます。

　ぜんそくの症状の大きな特徴は、呼吸をするときに、「ゼーゼー」「ヒューヒュー」といった苦しそうな音がすることです。これは、慢性的な炎症（P.24）のために細くなった気道を空気が通るときに出る音で、「ぜんめい（喘鳴）」と呼ばれています。

　炎症を起こした気管支は、ちょっとした刺激にも敏感になっています。そのため、カゼをひいたり、さまざまな刺激物（たとえば、ダニやペットの毛など）や冷たい空気を吸い込んだりすると、急に激しく咳き込んだり、ゼーゼー、ヒューヒューしはじめて、息が苦しくなります。また、カゼをひいていないのに咳が長引いたり、運動をすると咳やぜんめいが出て呼吸困難になることもあります。これが、ぜんそく発作です。お子さんがこのような症状をくり返すときは、小児ぜんそくの可能性があるので、早めに病院で診てもらいましょう。

小児ぜんそくと大人のぜんそく、どう違うの？

　小児ぜんそくと大人のぜんそく（成人ぜんそく）には、いくつかの違いがあります。

　たとえば、小児ぜんそくの95％はアレルギー性のものですが、成人

ぜんそくの約35％は、アレルギーとは直接関係がありません。

治療目標も異なります。成人ぜんそくは、小児ぜんそくに比べて治りにくいため、症状をやわらげること（緩和）を治療の目標に病状をコントロールしますが、小児ぜんそくの場合は、適切な治療を行うことで治すことができますので、治癒を目標としています。

ぜんそく発作を引き起こすものには、カゼ、運動、冷たい空気を吸い込むことなどがありますが、これらを避けて生活することはできません。

本書では、発作を起こさないようにし、あるいは発作が起きても軽くすむようにコントロールして、治癒をめざす方法を説明していきます。

大人のぜんそくと小児ぜんそくの違い

	大人のぜんそく	小児ぜんそく
性質	アレルギー以外の原因で起きることも多いです	約95％がアレルギー性です
治療目標	症状をやわらげます（緩和）	完全に治します（治癒）
体調・病状の把握	自分で管理します（セルフケア）	・小学校前＝保護者が管理します ・小学校以降＝自分で管理できるようにします

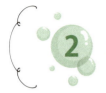

2 増えている小児ぜんそく

　小児ぜんそくは、世界的に増えている病気です。日本でも、小児ぜんそくの患者数はここ20年間で約3倍に増加し、100万人を超えています。

　西日本で小学生を対象にしたぜんそくの有症率（過去1年以内にぜんそくの症状があった人の割合）の調査では、1982年には3.2％でしたが、1992年には4.6％に増え、さらに2002年には6.5％に増加したと報告されています。

　また、厚生労働省の研究班が2008年に全国の公立幼稚園・小学校・中学校・高校で行った調査では、3～6歳の有症率は19.9％、6～7歳は13.8％、13～14歳は9.5％、16～18歳は8.3％でした。

　右ページのグラフは、2002年に西日本で行われた調査の結果です。棒グラフは、小児ぜんそくの発症年齢をあらわしたもので、多くは3歳までに発症しています。

　折れ線グラフは、過去にぜんそくの症状があった子どもの割合を積み上げていったもので、「累積罹患率」といいます。これを見ると、小学校入学前までにぜんそくの症状が出る子どもが非常に多いことがわかります。

　別の調査では、成人を含めたすべてのぜんそく患者（およそ600万人）のうち、約8割は6歳までに発症しているという結果も出ています。

　つまり、小児ぜんそくは未就学児に発症することが多く、小学校に入学してからは、発作を起こす子がだんだん減っていく傾向があるのです。

第1章 小児ぜんそくとは

　調査によって多少の差はありますが、いずれにしても、小児ぜんそくがたいへん多く、身近な病気であることがわかります。
　なお、男女別にみると、国内・海外を問わず、年齢が小さいときは明らかに男子に多く、思春期ではほぼ同数となっています。

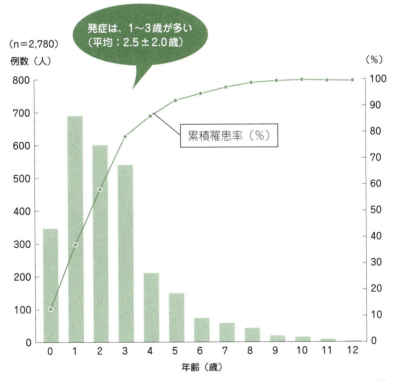

気管支ぜんそくの発症年齢（西日本調査2002年）

発症は、1～3歳が多い（平均：2.5±2.0歳）

累積罹患率（％）

（日本小児アレルギー学会『小児気管支喘息治療・管理ガイドライン2012』を改変）

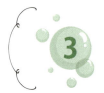

ぜんそくには2つのタイプがあります

　一般的に、ぜんそくは「アトピー型」と「非アトピー型」の2つのタイプに分かれます。

　アトピー性皮膚炎という病名を聞いたことがあるかと思いますが、アトピーとは、アレルギーを起こしやすい体質のことです。アレルギー体質による皮膚炎なので、そう呼ばれるのです。

　なお、アトピー型ぜんそくも非アトピー型ぜんそくも、気管支には炎症があり、咳・ぜんめい・息苦しさといった症状に違いはありません。

アトピー型ぜんそく――なんらかのアレルゲンに対するIgE抗体がみつかる

　ある特定のアレルゲン（アレルギーの原因になる物質）に反応して、発作が起こりやすいぜんそくです。小児ぜんそくの場合、ほとんどがアトピー型です。

　しかし、アレルゲン以外の刺激（激しい運動や冷たい空気など）でも発作を起こすことがあるのは、非アトピー型のぜんそくと同じです。

非アトピー型ぜんそく――アレルゲンに対するIgE抗体がない

　検査をしても、どのアレルゲンに対するIgE抗体もみつからないぜんそくです。

　発作が起きたときのようすで、「激しい運動をした」「タバコを吸っている人がそばにいた」などの共通点から、発作のきっかけとなるものを考えていきます。

第1章 小児ぜんそくとは

アトピー型ぜんそくが起こるしくみ

　アトピー型の場合、アレルゲンを特定するためには、検査をして患者さんの体内のIgE（アイジーイー）という抗体を詳しく調べます。

　IgE抗体は、アレルゲンを攻撃するはたらきをし、Y字形をしています。

　気管支にダニや花粉などのアレルゲンが入り込むと、それらを迎え撃つために、体内でIgE抗体がつくられます。

　大量につくられたIgE抗体は、体内にあるマスト細胞という特殊な細胞の表面に、びっしりとくっつきます。マスト細胞の表面に、Y字形のアンテナを無数に立てたようなものです。

　このIgE抗体に、アレルゲンが付着します。

　そして、2つのIgE抗体がアレルゲンを挟み込んだとき、マスト細胞はアレルゲンによって刺激され、アレルギー症状を引

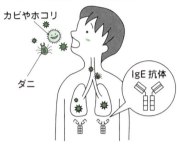

気管支に
ダニや花粉などが入り込むと…

カビやホコリ

ダニ

IgE抗体

体内で IgE 抗体がつくられます

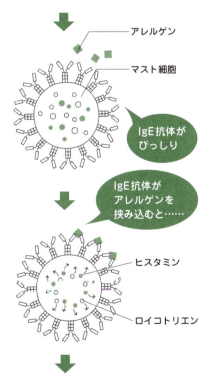

アレルゲン

マスト細胞

IgE抗体がびっしり

IgE抗体がアレルゲンを挟み込むと……

ヒスタミン

ロイコトリエン

き起こす物質を放出します。放出されるのは、ヒスタミンやロイコトリエンというアレルギー物質です。

これらのアレルギー物質が気管支を刺激すると、筋肉が収縮して気管支がくびれたり、粘液（たん）などの分泌液が増えたりします。もともと気管支の炎症のために細くなっていた気道は、さらに細くなり、呼吸が苦しくなるのです。

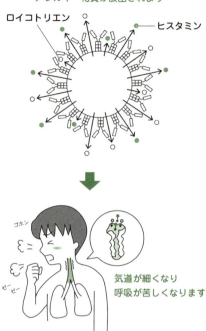

アレルギー反応のあらわれ方

アレルギー反応のあらわれ方には、おもに次のようなパターンがあります。

即時型反応

アレルゲンが体内に入り込んでから、数分〜30分後という速さで症状があらわれます。アレルゲンとIgE抗体との関係で起こるアレルギー反応です。

遅発型反応

アレルゲンが体内に入り込んでから数時間後に起こります。IgE抗体がかかわっているものもあります。

遅延型反応

アレルゲンが体内に入り込んでから数日後に起こります。IgE抗体とは関係なく起こります。皮膚でパッチテストをして調べることができます。

ほかのアレルギーにも注意

ぜんそくのお子さんは、ほかのアレルギーも起こしやすいことがあります。たとえば、アトピー性皮膚炎や食物アレルギー、アレルギー性鼻炎になることがあります。成長とともに変化することも多く、まるで行進するように、次々とアレルギー症状があらわれることから、「アレルギーマーチ」と呼ばれることもあります。

ぜんそくがあるとわかったら、ほかのアレルギー症状（かゆがる、急な機嫌の変化、くしゃみ・鼻水など）にも注意し、定期的に医療機関で

アレルギー症状に注意

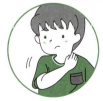
かゆい

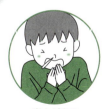
鼻水が出る

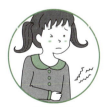
お腹が痛い

チェックしましょう。

　いずれの場合でも、アレルギーを引き起こす原因をできるだけ避けることが重要です。

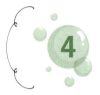 4 ぜんそくの発作を起こしやすい原因

　ぜんそくの発作が起こりやすくなる原因には、おもに次のようなものがあります。

吸入アレルゲン（空気といっしょに吸い込むアレルゲン）

　代表的なものは、ダニ、動物の毛やフケ（身近なものとしては、イヌ、ネコ、ハムスター、モルモットなどのペット）、ホコリやチリ、カビ、花粉などです。

　とくに問題となるアレルゲンは、チリダニ（ヒョウダニ）というダニです。チリダニは、肉眼では見えないほど小さなダニで、死ぬとさらにこなごなになります。そのため気管支の奥まで届いて、ぜんそくを悪化させてしまいます。

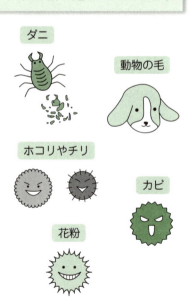

ウイルス感染

ぜんそく発作は、カゼで悪化することがあります。

なかでもぜんそくを悪化させやすいのは、「ライノウイルス*¹」という鼻カゼを引き起こすウイルスです。ライノウイルスは種類が多いので、一度かかっても、またかかる可能性があります。

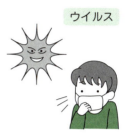
ウイルス

空気汚染

室内

タバコの煙には、有害物質がたくさん含まれています。家族が吸っていると子どもも受動喫煙*²のリスクが高くなり、ぜんそく発作を引き起こしたり、症状を悪化させたりするだけでなく、呼吸機能を低下させる要因になります。

ほかに、線香や蚊取り線香の煙、料理中や暖房で発生する煙、家の新築や改築で発

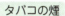
タバコの煙

---

*1 ライノウイルス：少なくとも95種類以上はあるとされています。ライノウイルスに感染しても、普通は鼻カゼですみますが、ぜんそくの患者さんにとっては強敵です。
*2 受動喫煙：タバコを吸っている人が吐き出した煙や、タバコの先から流れ出る煙（副流煙）を吸うことを、受動喫煙といいます。

生するホルムアルデヒド、化粧品、香水、ヘアスプレー、接着剤、防虫剤、生花などでも、発作を引き起こすことがあります。

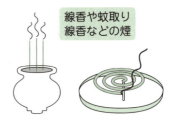

線香や蚊取り線香などの煙

室外

　自動車の排気ガス、たき火や花火の煙、大気中にただよう非常に小さな粒子（PM2.5など）、一部の温泉地や火山などの大気中にただよっているイオウ酸化物は、ぜんそくの発症や悪化に影響をおよぼします。

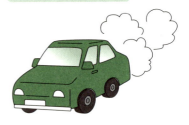

自動車の排気ガスなど

天候

　台風や低気圧が近づいたり、気温が急激に変化したりすると、ぜんそくの症状が悪化することがあります。
　理由はよくわかっていませんが、気温や湿度の急変によって、気管支がなんらかの刺激を受けることが原因のひとつだと考えられています。

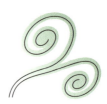

台風や低気圧など

激しい運動、感情表現、ストレス

激しい運動をした直後にぜんそく発作が起こることがあります。冷たく乾燥した空気をたくさん吸い込むことで気管支が収縮するためです。大笑いした、泣いた、などがきっかけとなって発作が起こることがあります。激しい感情表現によって呼吸が速くなり、気道が細くなってしまうためです。また、ストレスも症状を悪化させる要因となります。

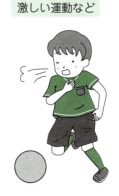
激しい運動など

その他

食物アレルゲン（食品・食品添加物）

食物アレルゲンは、卵、牛乳、小麦、大豆、そば、米、魚介類、くだものなどさまざまです。まれに、このような食物によって発作が起きます。

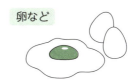
卵など

薬

子どもには少ないのですが、アスピリンなどの薬で発作が引き起こされることがあります。

アスピリンなど

月経

女性の場合、月経も症状に影響することがあります。たとえば、月経年齢が早い人に、ぜんそく患者が多いという研究があります。また、月経前や月経時に症状が悪化するという報告もあります。

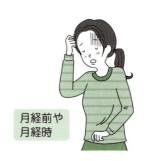
月経前や月経時

5 呼吸のしくみと気管支のはたらき

気道――空気の通り道

息を吸ったり吐いたりするときの空気の通り道を「気道」といいます。

私たちは呼吸をするとき、鼻や口から空気を吸い込んでいます。吸い込んだ空気は、のどから気管へ移っていきます。

気管は、肺のところで左右2本に分かれます。ここから先が気管支です。左右それぞれの気管支は、さらにいくつにも枝分かれして細い気管支になり、肺のなかに広がっています。

鼻や口から、気管、気管支への気道は、肺に空気を送り届ける役割のほかに、吸い込んだ異物などを粘液（たん）として押し上げ、体の外に出す役割もはたしています。

第1章 小児ぜんそくとは

鼻や口から入った空気は、枝分かれした気管支を通って肺に届きます

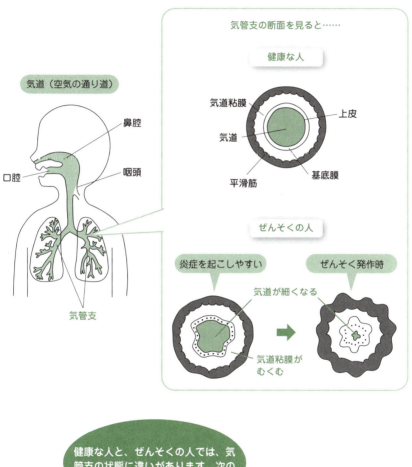

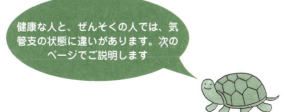

健康な人と、ぜんそくの人では、気管支の状態に違いがあります。次のページでご説明します

6 ぜんそくの人の気管支

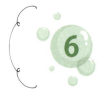
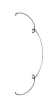

　空気の通り道（気道）に炎症があることを「気道炎症」といいます。
　ぜんそくの患者さんの気管支は、発作がないときでも内側に炎症がみられます（慢性炎症）。表面はただれていて、気管支のいちばん内側を覆っている上皮という細胞の層からは細胞がはがれ落ち、上皮の外側にある基底膜（きていまく）やその外側にある気道粘膜がむくんで厚くなっているため、健康な人より気道などが細くなっています。
　また、この炎症は、気道のまわりに巻き付いている平滑筋（へいかつきん）にもおよんでいて、簡単に縮みやすい状態なのです。
　平滑筋は、ゴムのように伸びたり縮んだりして、気管支の太さを変化させています。なんらかの刺激を受けて平滑筋が縮むと、気道が細くなり、息を吸ったり吐いたりするのが苦しくなります。
　このように、慢性炎症がある気管支はとても敏感になっているため、ちょっとした刺激を受けただけでも発作を起こしやすく、発作を起こすことでさらに腫れたり、粘液（たん）が出てきたりします。
　気管支の炎症を治療することで、傷ついた気道粘膜は、もとに戻っていきます。
　しかし、炎症を残すと発作が起きやすくなり、気道粘膜は荒れ、気管支は軟らかさを失っていき、もとに戻りにくくなってしまいます。
　このような状態を「リモデリング（不完全な状態で再生されること）」といいます。リモデリングが進むと、気管支はますます過敏になって発作を起こしやすくなり、そのためにさらにリモデリングが進むと

いう悪循環におちいってしまいます。
　ですから、炎症を治療し、気管支を健康な状態にすることが大切なのです。

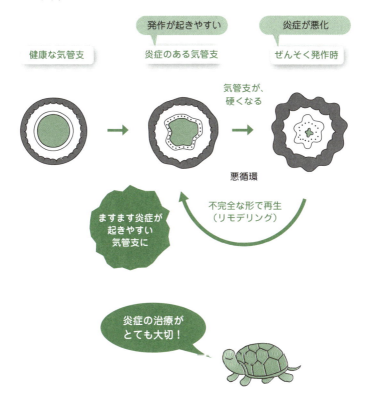

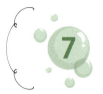

7 ぜんそくの人の発作

　ぜんそくの人は、気管支が炎症によって敏感になっています。ここにダニ、動物の毛などのアレルゲンや、ウイルス感染、タバコの煙、激しい運動、ストレスなどの刺激を受けることで、炎症が悪化し、発作が起こります。

　発作が起きているときの気管支は、粘液がさらに増え、「たんが切れない」といわれる状態になります。

　平滑筋が刺激によってギューッと縮むため、気道は締め付けられ、くびれます。ちょうど、ホースを手でねじったような状態です。この気道が細くなり空気が通りにくくなった状態を気流制限といいます。

　ふだんから細い気道がいっそう細くなるため、咳き込んで息が苦しくなるのです。

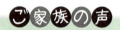

弟だけがぜんそく

上の息子はカゼをひいてもすぐ治りますが、ひとつ下の弟は2歳のときにRSウイルスのカゼをひいたことがきっかけでぜんそく発作を起こして入院する事態に。以来、たびたび発作をくり返しています。兄弟でもまったく違うので驚いています。

兄妹でぜんそく

息子が1歳でぜんそくを発症してから、治療の毎日です。3つ下の妹は何事もなく過ごしていましたが、4歳のときにぜんそくを発症。それまでぜんそくのなかった妹は、兄とは体質が違うと思っていたのでショックでした。

8 ぜんそく発作のサイン

　息をしようと努力しなくてはならない状態を「努力呼吸」といいます。努力呼吸は、ぜんそく発作のサインのひとつです。
　努力呼吸には、次のようなものがあります。

鼻翼呼吸

　呼吸をするとき、小鼻をぴくぴくさせます。

シーソー呼吸・陥没呼吸

　通常の呼吸では、息を吸ったときに胸がふくらんでお腹がへこみ、息

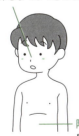

鼻翼呼吸
呼吸をするとき、
小鼻をぴくぴくさせます

陥没呼吸
息を吸い込むときに、
胸やみぞおちの一部が
へこみます

多呼吸
熱があるわけでもないのに、
呼吸が速くなります

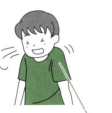

息を長く吐く
息を吐くのに、
息を吸い込むときの
2倍近い時間がかかります

肩呼吸
呼吸をするときに、
肩を上下させます

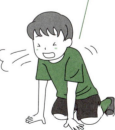

起座呼吸
上体を起こさないと
うまく呼吸できません

を吐くときには胸がへこんでお腹がふくらみます。シーソー呼吸とは、これが逆になってしまう呼吸です。

　陥没呼吸は、シーソー呼吸とよく似ているのですが、それに加えて、胸やみぞおちの一部がへこむ（陥没する）呼吸をいいます。

　発作が悪化しはじめると、息を吸い込むときに、のどの下（胸骨の上）や鎖骨の上がへこむようになります。さらに発作が悪化すると、肋骨と肋骨の間（肋間）もへこむようになります。

多呼吸

　呼吸の回数が増え、速くなります。

息を吐く時間が長くなる

　息を吸うときの2倍近くの時間をかけないと、息を吐くことができない状態です。ぜんそくの呼吸困難は、息を吸うときよりも吐くときのほうが苦しいため、息を吸う時間よりも吐く時間のほうが長いという特徴があるのです。息を吐く時間が長いほど、発作は悪化しています。

肩呼吸

　呼をするときに、肩を上下させます。

起座呼吸

　息苦しくて横になることができず、上体を起こさないとうまく呼吸できない状態です。

発作のサインを見逃さないようにしましょう

　お子さんがぜんそくにかかったばかりだと、努力呼吸が発作のサインだと気づかず、見逃してしまうことがあります。おさまると元気になりますが、気管支の炎症は続いているので、治療をして炎症を改善しなくてはなりません。そういう状態が続くうちに、ぜんそくが悪化して発作の程度が強くなってしまうこともあります。

　発作のサインを見逃さないようにし、定期的に医師の診察を受けて、お子さんの状態を確認してもらいましょう。

9　ぜんそくの重症度分類

　医師は、治療を始める前のある一定の期間に、どの程度の症状が、どのくらいの頻度で起きたかをもとに、30ページの表1-1のような5つの重症度の分類によって治療方法を決めます。

　「間欠型(かんけつ)」は、年に数回、たとえば季節の変わり目などにだけ、あまり苦しそうではない「ゼーゼー」「ヒューヒュー」というぜんめいがあったり、咳き込んだりする状態です。

　「持続型」は、ぜんそくが長引いている状態で、症状の程度と頻度によって、「軽症持続型」「中等症持続型」「重症持続型」「最重症持続型」に分かれています。持続型の場合には、軽症、重症にかかわらず、気管支の炎症をおさえる薬を毎日飲みます。たとえば、軽症であってもぜんそくが長引いていれば、定期薬（毎日飲む薬）が必要になります。

このように、医師がぜんそくの治療計画を考えるうえでは、患者さんの重症度がどれくらいなのかを判断することがとても重要になります。また、保護者やお子さんの日常生活の送り方についての指導や心理的なサポートも、重症度を判断材料にして計画しています。

表1-1　長期管理を決めるための重症度の分類

重症度	症状の程度ならびに頻度
間欠型	・年に数回、咳き込みや軽いぜんめいがある。 ・たまに呼吸困難を伴うこともあるが、発作止めの薬を使うと短期間でよくなり、長くは続かない。
軽症持続型	・咳き込みや軽いぜんめいが月に1回以上、週に1回未満。 ・たまに呼吸困難を伴うが長くは続かず、日常生活への影響は少ない。
中等症持続型	・咳き込みや軽いぜんめいが週に1回以上。毎日は続かない。 ・たまに中発作・大発作が起こり、日常生活や睡眠に影響することがある。
重症持続型	・咳き込みや軽いぜんめいが毎日続く。 ・週に1～2回、中発作・大発作が起こり、日常生活が送りにくくなり、睡眠がとりにくくなる。
最重症持続型	・重症持続型に対する治療をしても症状が続く。 ・しばしば中発作・大発作で病院を時間外受診し、入退院をくり返し、日常生活が制限される。

（左側：軽い↑↓重い）

症状をみるポイント
・どれくらい苦しそうか？
・どれくらいの頻度で発作が起こるか？
・どれくらいの期間、その状態が続いているか？

（日本小児アレルギー学会『小児気管支喘息治療・管理ガイドライン2012』より作成）

10 成人ぜんそくに移行させないために

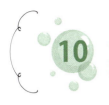

　小児ぜんそくの多くは、成長とともに症状が軽くなり、大人になるまでに治っていきますが、約30％は成人ぜんそくに移行してしまいます。また子どものうちに症状がなくなっても、成人になってから再発することもあります。

　できるだけ子どものうちにきちんと治して、ぜんそくを成人まで持ち越さないようにしましょう。そのためには、早くから治療を始めて気管支の炎症をおさえ、発作を起こさない状態をできるだけ長く維持すること（長期間のコントロール）が大切です。

　気管支の炎症を完全になくすには、発作がない状態が3年以上続くことがめやすです。長い道のりに感じられるかもしれませんが、お子さんの将来のために、ゆっくり、着実に治療に取り組んでいきましょう。

成人ぜんそくに移行させないために……

発作がない状態を3年以上保つことをめざして、治療に取り組みましょう

治癒をめざし、成人ぜんそくに移行させないために

ぜんそく治療ロードマップ

お子さんの心身への影響を最小限におさえながら治療を継続し、治癒をめざしてがんばりましょう！

体の成長による自然な軽快

START

ぜんそくを治そう

発作への対応

炎症を治す

① 検査・診断
検査、ほかの病気との鑑別をし、ぜんそくであれば、アトピー型か非アトピー型かを見きわめます。
⇨ 第2章

② まずは発作を止める
気管支拡張薬やステロイド薬を使って、まずは発作を止めます。
⇨ 第3章

③ 重症度の判定・治療ステップの選択
重症度の判定をもとにして、治療ステップと、薬の種類と使用量を選択します。
⇨ 第3章

発作に備えるケア ⇨ 第4章

第1章 小児ぜんそくとは

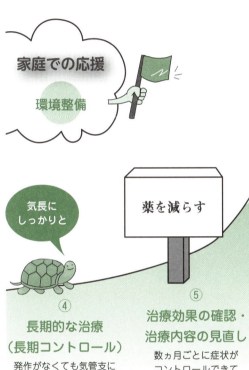

······· **まとめ** ·······

- ぜんそくは気管支の病気です。
- 小児ぜんそくのほとんどは、アトピー型です。
- ぜんそく発作の特徴は、激しい咳き込み、ぜんめい、息苦しさです。
- ぜんそく発作は、慢性の炎症を起こした気管支が刺激を受けて起こります。
- ぜんそく発作や悪化の原因は、アレルゲン（ダニ、動物の毛やフケなど）、カゼなどのウイルス感染、激しい運動、天候、空気の汚染など、さまざまなものがあります。
- ぜんそくの重症度は、発作の程度と頻度、どのくらい長く症状が続いているかで決まります。
- 小児ぜんそくは、適切な治療を行えば治すことができます。

第2章

小児ぜんそくの検査や診断

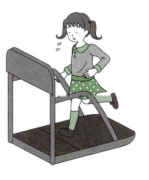

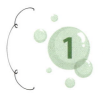

1 はじめての発作

　ぜんそくの発作が起きやすいのは、夜中や早朝、季節の変わり目、天候が変わりやすい時期です。その症状は、右ページのイラストのように人それぞれです。

　ですから、はじめての発作のときなどは、それがぜんそくだとわからないこともあります。

　お子さんが咳をするので「カゼかな？」と思って病院へ連れていったら、ぜんそくと診断された、というケースもよくあります。

　また、こうしたケースとは逆に、いきなり強い発作から始まることもあります。

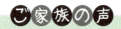

はじめての大きな発作

息子がはじめて発作を起こしたのは3歳のときです。それまで、お昼寝のときに少し咳が出ることがありましたが、熱はなく食欲もあるので、それほど心配していませんでした。
ところがある夜、ひどく咳き込んで体全体で息をし、苦しくて泣いています。今まで聞いたことのない「ヒューヒュー」という音も聞こえました。すぐに救急病院へ行きました。今思えば咳をしていたのも、ぜんそくによるものだったのかもしれません。

第 2 章 小児ぜんそくの検査や診断

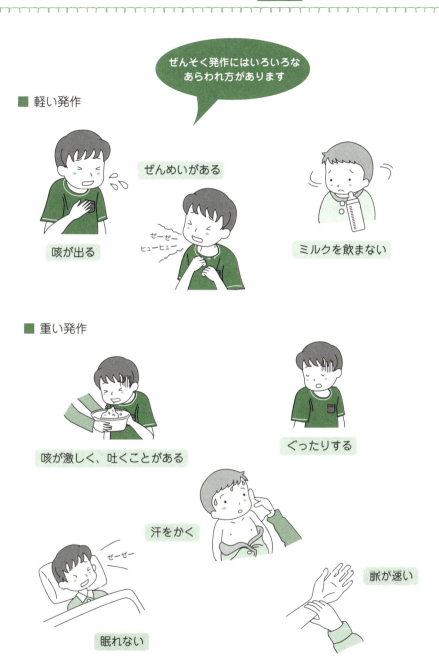

乳幼児は泣き声や表情にも注意を

　赤ちゃんや幼い子どもは、言葉で息苦しさを伝えることができません。発作が起きて泣いていても、わかりにくいのです。

　咳やぜんめい（ゼーゼー、ヒューヒュー）のほかに、ミルクや食事の量、泣き声、表情などにも注意して、軽い発作でも見逃さないようにしましょう。

　重い発作では、咳き込んで吐いたり、苦しそうな表情でうめいたり、努力呼吸（P.27）がみられたりします。横になると息苦しさが増すことが多いので、その場合は、体を起こして抱いてあげましょう。

軽い発作は見逃しやすい

　小さな子どもは「息が苦しい」と自分で訴えられません。自分で「苦しい」と言えるようになっても、それがどの程度のものか、言葉でうまく説明できないこともあります。

　また、「ちょっと息が苦しいな」と感じても言わないこともあるので、パパやママが変化に気づくことが大事です。

　おもな発作のサインは、咳、ぜんめい、努力呼吸、動作や会話がゆっくりになる、食欲がなくなる、息苦しくて夜中や明け方に目をさます、などです。

　表2-1（P.40～41）は、発作の強さごとに、みられる症状や状態（歩行時の息苦しさ、会話、睡眠、食事）を一覧にしたものです。

2 ぜんそく発作の強さ

　表2-1のように、小児ぜんそくの発作の強さ（強度）は、軽いものから順に、「小発作」「中発作」「大発作」「呼吸不全」の４つに分かれています。
　どれにあてはまるかは、発作のときの呼吸状態と、会話、食事、睡眠、歩行にどれぐらい支障があるかによって判定されます。
　この判定基準は、乳幼児の場合も年長児の場合も同じです。

小発作

　呼吸数はやや多いですが、ぜんめいはごく軽く、お子さんの胸や背中に耳をあてないと聞こえないこともあります。会話、食事、睡眠は、ほぼいつも通りにすることができますが、急いだり、走ったりすると咳き込んだり、息苦しくなったりすることもあります

中発作──受診します

　ぜんめいは周囲にはっきり聞こえ、ふだんより息を長く吐きます。肩で呼吸をしたり、息をすると胸やみぞおちなどがへこんだり、横になるより上体を起こす姿勢をとりたがったりします。歩くと息苦しさがあり、食事はあまり食べられず、寝ていてもときどき目をさまします。

表 2-1　発作の強さと体の状態

	小発作	中発作
ぜんめい (ゼーゼー、 ヒューヒュー)	軽い	はっきりわかる
呼吸困難	ない	ある
起座呼吸 (横になると息苦しく、上体を起こしたがる)	横になることができる	上体を起こして座る姿勢を好む (乳)抱っこされているほうが楽)
陥没呼吸 (息を吸うと胸やみぞおちの一部がへこむ)	ないか、 あっても軽い	明らかにある
歩行時の 息苦しさ	急ぐと苦しい	歩くと苦しくなる
会話（機嫌）	ひと区切りで話せる 例：「走ると息が苦しいよ」 (乳)機嫌が少し悪い)	区切りながらなら話せる 例：「歩くと、息が、苦しい、よ」 (乳)機嫌が悪い)
睡眠	眠れる	息苦しさでときどき目をさます
食事	ほぼ普通にとれる	食べにくくなる (乳)ミルクの飲みが悪くなる、吐く)

(乳)印は、乳幼児にみられるわかりやすい特徴です。
（大矢幸弘編著『〈国立成育医療研究センター Bookシリーズ〉こどものアレルギー　アトピー性皮膚炎・食物アレルギー・ぜんそく』、五十嵐隆監修、メディカルトリビューン、2013年より作成）

第 2 章 小児ぜんそくの検査や診断

大発作	呼吸不全
強い（遠くからでも聞こえる）	弱くなる、または聞こえなくなる（ぜんめいが弱くなり、聞こえなくなることもあります。危険な状態なので、ただちに病院へ行きましょう）
強い	強い（乳 うなり声をあげる）
前かがみになる（乳 抱っこされているほうが少しは楽）	
強く陥没する	強く陥没する（乳 シーソー呼吸がある）
歩くことが困難	歩くことができない
一語区切りでしか話せない 例：「息、苦しい」 または、問いかけに返事ができない	話すことができない
よく眠れない	
食べることが困難（乳 ミルクや水分をとることが困難）	食べることができない

大発作――すぐに受診します

ぜんめいはかなり強く、となりの部屋にまで聞こえることもあります。

咳き込んで吐く、息苦しさが強く、歩くことが困難になる、眠れない、言葉がとぎれとぎれになってきて会話がうまくできない（問いかけても「うん」と言うか、うなずく程度しかできない）、ぐったりする、顔色が青白くなる、などの症状もみられます。

また、苦しさのために興奮したり、暴れたりすることもあります。

呼吸不全――救急車を呼びます

呼吸不全とは、ふだんのように呼吸がうまくできなくなって、血液中に取り込まれる酸素が不十分になっている状態です。

それまで強かったぜんめいが弱くなったり、聞こえなくなったりします。陥没呼吸がいちじるしくなり、くちびるが青紫色になる（チアノーゼ）こともあります。会話、食事、歩行が困難になり、非常に強い息苦しさのために錯乱することもあります。

病院に行くめやすは？

はじめての発作や、発作を疑うような症状に気づいた場合は、「小発作」であっても病院で診てもらうほうがよいでしょう。とくに赤ちゃんや幼い子の場合は、年長の子に比べて症状の進行が速く、脱水症状にもなりやすいので、早い対応が必要です。

お子さんがすでにぜんそくの治療を受けている場合は、「小発作」であれば、発作に対応する薬（β_2刺激薬など）を医師の指示通りに使用します。症状がよくなれば、家庭でようすをみます。薬を飲んでいても

悪化した場合は病院に行きましょう。

「中発作」以上の場合は病院を受診します。「呼吸不全」を起こしている場合は、大至急、救急車を呼びましょう。このとき、発作に対応する薬を処方されている場合は、指示された通りに使用します。

図2-1 発作の強さと受診のめやす

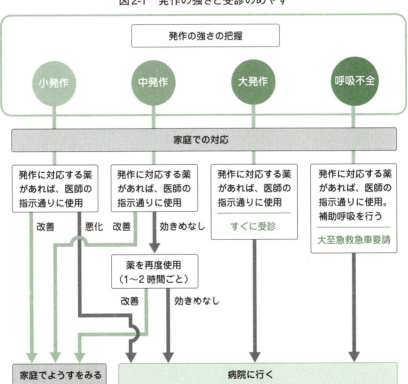

3 どんな検査をするの？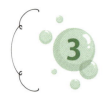

　お子さんの咳や息苦しそうなようすに気づいたら、悪化しないうちに早めに検査を受けましょう。検査には、次のようなものがあります。

問診、視診、触診、聴診

　問診では、いつごろからどのような症状が出ているか、これまでにかかった病気、今かかっている病気、家族にアレルギーの人がいるかどうか、生活環境などについて医師が質問します。あらかじめメモをしておくと伝えやすいです。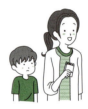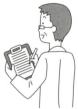

呼吸機能検査

肺のはたらきや、気道が細くなっているかどうかをみる検査です。

努力性肺活量、ピークフロー

　装置を口にあて、思いきり息を吸い込んでから、一気に吐ききってもらいます。息を最大限吸いきって、思いきり吐ききった空気の量（努力性肺活量）や、力いっぱい息を吐き出したときの最大速度（ピークフロー）などを測定し、正常値と比較します。

息を吐ききるのに時間がかかれば、気管支の内側が細くなっている疑いがあります。息を吐くスピードの変化からどのあたりがとくに細くなっているかを、読み取ることができます。

ピークフローの測定は、「ピークフローメーター」という器具を使って家庭でもできます。

ぜんそくと診断された場合には、ピークフローメーターで1日の変動や毎日の経過をみていくことになります（P.115〜121）。

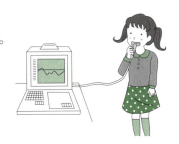

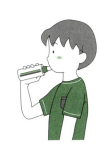

血液検査・皮膚検査

アトピー型か、非アトピー型かを調べる検査です。

血液検査

血液を少し取って、血液中のIgE抗体（アレルゲンに反応する物質）の値を調べ、アレルギーを起こしやすい体質かどうかをみます。

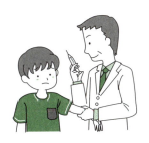

皮膚検査

アレルゲンエキスを皮膚に少量たらして針でひっかいたりして、アレルギー反応が起こるかどうかを調べます。

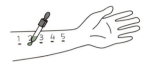

呼気一酸化窒素検査

吐き出した息のなかに、一酸化窒素がどのくらい含まれているかを調べます。

体内でつくられている一酸化窒素の濃度は、気管支の炎症が悪化するほど高くなるので、この数値をみれば、気管支の炎症がどのくらいなのか、ある程度わかります。

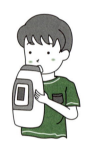

気道過敏性検査

薬物吸入負荷試験

気道を刺激する薬を患者さんに吸い込んでもらい、発作が起こるかどうかをみる検査です。

吸い込む薬は、数段階の濃度に分けてあります。濃度の薄いものから吸い込み、どのレベルで発作を起こすかを調べます。

運動負荷試験

運動がぜんそくを誘発するとみられる場合は、一定の運動（基本的には6分間走ること）を患者さんにしてもらったあと、呼吸機能の下がり方をみる検査です。

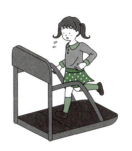

その他の検査

たんや鼻汁の試験

たんや鼻汁を採取して、そのなかに好酸球という白血球の一種がどのぐらいあるかを調べます。好酸球が多いと、気道粘膜に炎症が起きている可能性があります。

胸部X線検査、心電図検査

ぜんそくなのか、ぜんそくとよく似た症状の出るほかの病気なのかを見分けるために行います。

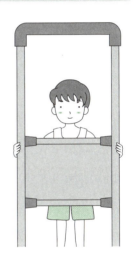

4 小児ぜんそくの診断

ぜんそくの診断は、さまざまな検査の結果や、ほかの病気との区別（鑑別）の結果を総合して行われます。

検査結果からわかること

呼吸機能検査の結果、気道が細くなり空気の通りが悪くなっていると認められれば、ぜんそくの可能性は高いと考えられます。

呼気一酸化窒素検査や気道過敏性検査、たんや鼻汁の検査の結果を加えれば、診断はより確実なものになります。また、血液検査や皮膚検査でアレルギー体質かどうかを確認することも、診断のめやすになります。

ぜんそくと症状が似ている病気と見分ける

ゼーゼーと息苦しくなる病気や、咳がよく出る病気は、ぜんそくだけではありません。そのため、ぜんそくと症状が似ているほかの病気ではないことを確認します。これを「鑑別診断」といいます。

鑑別診断が必要な病気には、表2-2のようなものがあります。

2歳未満の子の診断は難しいこともあります

以上が基本的な診断の進め方です。しかし、2歳未満の子どもの場合

表2-2 鑑別診断が必要な病気

	鑑別診断が必要な病気	
先天性異常、発達異常に基づくぜんめい	・大血管奇形 ・気道の解剖学的異常 ・線毛運動機能異常	・先天性心疾患 ・咽頭、気管、気管支軟化症
感染症に基づくぜんめい	・鼻炎、副鼻腔炎 ・肺炎 ・肺結核	・気管支炎 ・細気管支炎 ・気管支拡張症
その他	・過敏性肺炎 ・声帯機能異常 ・肺浮腫	・気管支内異物 ・気管、気管支の圧迫（腫瘍など） ・アレルギー性気管支肺アスペルギルス症

（日本小児アレルギー学会『小児気管支喘息治療・管理ガイドライン2012』より作成）

は、年長の子に比べて診断が難しいことも少なくありません。そのため、ぜんそくの診断では、2歳未満の子のぜんそくを「乳児ぜんそく」とし、それ以上の年齢の子のぜんそくと区別しています。

乳児ぜんそくの診断が難しい理由としては、おもに次のようなことがあげられます。

呼吸機能検査や気道過敏性検査を受けられない

2歳未満の子は呼吸機能検査と気道過敏性検査を正しく受けられないため、詳しい検査結果が得られません。

気道が細くなりやすい

もともと、2歳未満の子の気道は2歳以上の子に比べて細く、たんなどの粘液も出やすくなっています。そのため、ちょっとしたカゼでも、ぜんそくに似た症状が出やすく、見分けるのが難しいのです。

異物を吸い込みやすい

間違っていろいろなもの（たとえば、ピーナッツなど）を吸い込んで、それが気道に詰まってしまうと、ぜんそくの症状と同じようにぜんめいが出てしまうことがあります。

ぜんめいの鑑別は乳児と年長児で少し異なります

お子さんにぜんめいが出ている場合は、ぜんそくなのか、ぜんめいを伴うほかの病気なのか鑑別します。

2歳未満の子と2歳以上の子では、鑑別すべき病気が少し異なります（表2-3）。

乳児ぜんそくのチェック

乳児ぜんそくの予後を予測するためのものとして、「ぜんそく予測インデックス（指標）」（図2-2）があります。

たとえば、ご両親のどちらかがぜんそくの診断を受けたことがあり、お子さんがアトピー性皮膚炎とアレルギー性鼻炎（花粉症）で、血液検査などで好酸球（白血球の一種）が多く、カゼをひいていないときにゼーゼーするようであれば、ぜんそくになるかもしれない確率は約70～80％と予測することができます。

第2章 小児ぜんそくの検査や診断

表2-3　2歳未満と2歳以上の子のぜんめいの鑑別の違い

	急性ぜんめい (症状が1回だけ)	反復性ぜんめい (症状が何回もくり返される)
乳児 (2歳未満)	・急性細気管支炎*1 ・気管支炎・肺炎 ・食物アレルギーによるアナフィラキシー*2 など ・クループ*3 ・異物の吸い込み(気道異物)*4	・乳児ぜんそく ・咽頭・気管軟化症*5 ・慢性肺疾患(新生時期に呼吸器障害があった場合) ・先天異常により気道が細くなっている ・胃食道逆流症*6 ・閉塞性細気管支炎*7 ・心不全
2歳以上	・異物の吸い込み(気道異物) ・食物アレルギーによるアナフィラキシーなど ・クループ ・腫瘍による気道圧迫(縦隔腫瘍など)	・ぜんそく ・慢性肺疾患(新生時期に呼吸器障害があった場合) ・気管支拡張症*8 ・胃食道逆流症 ・閉塞性細気管支炎 ・先天性免疫不全症(反復性呼吸器感染)*9

(日本小児アレルギー学会ほか『小児気管支喘息治療・管理ガイドライン2012』より作成)

＊1 急性細気管支炎：冬に流行しやすいウイルス感染症で、カゼに似た症状が数日間続いたあと、ぜんめいや多呼吸があらわれます。
＊2 アナフィラキシー：アレルギー反応によって体のあちこちに症状があらわれる状態です。重症の場合は血圧の低下や意識障害を伴うこともあります。
＊3 クループ：気道の内側が腫れるウイルス感染症で、とくにのどに近い部分が腫れます。
＊4 異物の吸い込み：異物を吸い込んだことに保護者が気づかないケースもあります。
＊5 咽頭・気管軟化症：のどや気管が硬さに欠けるため呼吸困難をきたす病気です。
＊6 胃食道逆流症：胃酸などが食道に逆流し、食道に炎症を起こす病気です。
＊7 閉塞性細気管支炎：肺のなかにある細い気管支が、なんらかの原因でふさがる病気です。
＊8 気管支拡張症：気管支が広がって、もとに戻らなくなる病気です。
＊9 先天性免疫不全症(反復性呼吸器感染)：生まれつき免疫のはたらきに問題があり、気道を中心とする感染症に何度もかかりやすい状態です。

図2-2　ぜんそく予測インデックス（指標）

A．大きな影響のある項目
　□ ご両親どちらか／両方のぜんそく
　□ 本人のアトピー性皮膚炎

B．影響のある項目
　□ 本人のアレルギー性鼻炎
　□ カゼのとき以外のぜんめい（「ゼーゼー」「ヒューヒュー」）
　□ 好酸球増加（血液中の白血球のうち、アレルギーに関係する細胞である好酸球の数が4％以上ある）

> 3歳までに「A」が1項目、「B」が2項目あてはまり、ぜんめいが少なくとも1回あった場合は、
> 学童期にぜんそくである確率 ➡ 77％

まとめ

- ぜんそく発作が起きやすいのは、夜中や早朝、季節の変わり目、天候が変わりやすい時期です。
- ぜんそくの発作は、軽いものから順に、小発作、中発作、大発作、呼吸不全の4つに分かれます。
- はじめての発作の場合は、小発作であっても病院で診てもらいましょう。
- ぜんそくの検査には、呼吸機能検査、血液検査・皮膚検査、呼気一酸化窒素検査、気道過敏性検査、ぜんそくと症状が似ているほかの病気と区別する検査などがあります。
- ぜんそくの診断は、各種の検査結果を総合して行います。
- 2歳未満の場合、呼吸機能検査と気道過敏性検査を受けられないので、成長を待って行います。
- 将来のぜんそくを予測するツールに、「ぜんそく予測インデックス（指標）」というものがあります。

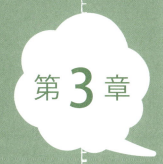

第3章

小児ぜんそくの治療

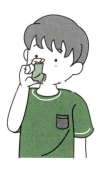

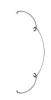

1 治療方法は、どうやって決めるの？

　ぜんそくと診断されたら、発作の程度と頻度から重症度を判定し、その状態に合った治療方法を決めます。

　すでに治療中の場合には、どのような薬をどのくらい使っているかも考慮して治療方法を決めていきます。

まずは発作を止めます

　現在発作がある場合、ぜんそくの治療は、まず、苦しい発作を止めることから始まります。

　そのために、気道を広げる薬を使います。細くなった気道を広げて空気の通りをよくし、咳き込みやぜんめいをおさめます。

治療の基本は長期管理薬と発作止めの薬

　ぜんそくは、発作のないときの管理がとても大切です。

　ぜんそくの治療に使われる薬は、「長期管理薬」と「発作止めの薬」です。あとで詳しく説明しますが、長期管理薬で気管支の炎症をゆっくりと安定させていき、発作のときには発作止めの薬で楽にするというのが、ぜんそく治療の基本になります。

　治療には長い期間がかかることが多いのですが、薬を正しく使い続けていくことが、「治癒」へのいちばんの近道です。

第3章 小児ぜんそくの治療

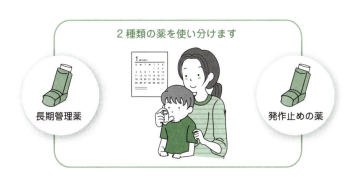

2 治療の目標

　小児ぜんそくの治療では、「日常の治療目標」として、次の3つをめざしましょう。

①症状のコントロール

・発作止めの薬の使用が減るか、必要がなくなること。
・昼夜を通じて症状が出ないこと。

②呼吸機能の安定化

・ピークフローなどがほぼ正常で安定していること。
・運動や冷気を吸い込んでも症状が引き起こされないこと。

③生活の質（QOL）の改善

・運動を含めて、ほかの子と同じように日常生活が送れること。
・治療に伴う副作用がみられないこと。

当面の目標は、薬を使って発作を起こさないようにすることです。発作が起こると気管支が傷ついてしまい、炎症が治りにくくなってしまうからです。気管支を健康な状態にするには、発作がない状態が3年以上続くことがめやすです。

　次の段階の目標は、薬を減らしても症状がない状態をできるだけ長く続けることです。

　そして、薬を使わなくても症状がない状態が5年以上続けば、治癒したといえます。最終ゴールである「治癒」をめざして、根気よく治療を続けていきましょう。

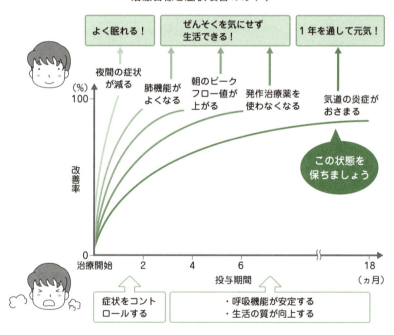

(HP〈喘息(ぜんそく)の総合情報サイト〉「病状改善と治療効果のめやす」より作成)

3 どんな薬で治療するの？

　ぜんそくの治療には、ぜんそくのおおもとにある気管支の慢性炎症をよくする薬（長期管理薬〔コントローラー〕）と、発作のときに細くなった気道を広げる薬（発作止めの薬〔リリーバー〕）の、2種類を使います。

毎日使う薬──慢性炎症をよくするコントローラー

　コントローラーは気管支の炎症を改善していき、発作が起こりにくくなるよう調節（コントロール）するはたらきがあります。ぜんそく治療の中心となる薬で、症状がなくても毎日使います。長く使う薬なので、「長期管理薬」とも呼ばれていて、できるだけ副作用が少ないように工夫されています。

発作のときに使う薬──気道を広げるリリーバー

　リリーバーは発作が起きたときにだけ使う発作止めの薬です。細くなった気道をすみやかに広げて、呼吸を楽にするはたらきがあります。
　リリーバーには気管支の炎症をおさえるはたらきはなく、長く使うことはありません。ただ、気道を広げる効果が長時間続くものは、重症度が高い場合に、気管支の炎症をおさえる薬といっしょにコントローラーとして使われることがあります（P.62）。

薬のかたちもいろいろ

ぜんそくの治療薬には吸入薬、飲み薬（経口薬）、貼り薬（貼付薬）など、いろいろな形式があり、お子さんの年齢や症状に応じて使用します。

いろいろな形式の薬のなかでも、ぜんそくに特有なものが、気管支に直接薬を届けるための吸入薬です。

吸入薬は難しそうにみえますが、医師が家庭でも使えるように吸い込み方を指導するので大丈夫です。第5章でも詳しく説明します。

おもな形式	薬の形・使い方	特徴
吸入薬	**スプレータイプ** ボタンを押すとミスト（霧）状の薬が噴射されます（加圧噴霧式定量吸入 pMDI）	呼吸機能が低下したときでも吸入できます。吸い込むタイミングが難しいため、吸入補助具を使うとよいでしょう。
	自分で吸い込む粉タイプ （ドライパウダー定量吸入 DPI）	吸い込む力が必要です。おおむね5歳以上から使用可能です。
	液状タイプ ネブライザーという装置でミストにして吸入します。電動のものもあります。	強く吸い込まなくても吸入できるので乳幼児に向いていますが、吸入に時間がかかります。
飲み薬など	錠剤・チュアブル錠・細粒・シロップ・ドライシロップ	シロップタイプは乳幼児でも飲みやすいです。
貼り薬	上半身のどこかに貼ります。	皮膚に貼るだけなので乳幼児でも使いやすいです。一定量の薬が皮膚から吸収され、1回貼れば効果が24時間持続します。

おもなコントローラーの特徴は？

炎症を改善したり、発作が起きるのを予防するために使われるコントローラーには、吸入ステロイド薬、抗アレルギー薬、気管支拡張薬があります。それぞれの特徴と用途は次の通りです。

目的 気管支の炎症をおさえる 吸入ステロイド薬	特徴	吸入ステロイド薬は、気管支の炎症をおさえる切り札です。 ステロイド薬を、吸入することで炎症のある気管支に直接送り込むことができるので、とてもよく効いて、使用するステロイドの量は飲み薬よりずっと少なくてすみます。
	用法	吸入
	おもな薬剤名	フルタイド、キュバール、オルベスコ、パルミコートなど
目的 新たなぜんそく発作を予防する ロイコトリエン受容体拮抗薬	特徴	抗アレルギー薬（アレルギー反応を弱めるはたらきをする薬）のひとつです。 気管支ぜんそくやアレルギー性鼻炎を引き起こす「ロイコトリエン」という物質をブロックし、呼吸器のアレルギー性炎症の症状をやわらげる効果があります。 飲み薬なので吸入の手間がなく、呼吸器のウイルス感染症にかかわる症状の悪化をおさえる効果もあることから、広く使われています。 また、吸入ステロイド薬だけでは十分にコントロールできないぜんそくに対して、追加薬として使われることもよくあります。
	用法	経口
	おもな薬剤名	オノン、シングレア、キプレス

化学伝達物質遊離抑制薬（目的：新たなぜんそく発作を予防する）	特徴	抗アレルギー薬のひとつです。気管支の収縮を引き起こす物質がマスト細胞（P.15）から放出されるのをおさえるはたらきがあります。 ぜんそくを発症したばかりの時期には、症状をおさえ、呼吸機能をよくするなどの効果が認められますが、気管支の炎症をやわらげる効果は、吸入ステロイド薬やロイコトリエン受容体拮抗薬におよびません。
	用法	吸入、経口
	おもな薬剤名	インタール、リザベン、ロメットなど
テオフィリン徐放製剤（目的：気道を広げる）	特徴	昔からリリーバー（発作止めの薬）として使われてきましたが、気管支の炎症をおさえる効果も多少はあることや、吸入ステロイド薬の効果を助けることがわかり、コントローラーとしても使われることがあります。ただし、けいれんが起きやすいという副作用があるため、原則として、生後6ヵ月未満の患者さんにはこの薬を使っての長期管理は行わず、6ヵ月以上でも、けいれんを伴う病気（てんかんなど）のある子にはおすすめできません。 こうした理由から、最近ではほとんど使用されなくなってきていますが、副作用に注意しながら重症の患者さんに追加で使うと、症状が安定することもあります。
	用法	経口
	おもな薬剤名	テオドール、テオロング

おもなリリーバーの特徴は？

発作を止めるために使われるリリーバーには、短時間作用性β_2刺激薬とテオフィリン薬徐放製剤があります。よく使われているのは、短時間作用性β_2刺激薬です。

β_2刺激薬	特徴	β_2刺激薬は、交感神経（自律神経のひとつ）の「β作用」というはたらきを刺激する薬です。 気道のまわりにある平滑筋をゆるめ、発作のときに細くなってしまう気道を広げ、呼吸を楽にします。 短時間作用性β_2刺激薬は、気道を広げる効果が短時間であらわれます。 とくに吸入薬は、吸い込むとすぐに呼吸が楽になります。 ほかに、飲み薬や貼り薬があります。
	用法	吸入、経口、貼り薬
	おもな薬剤名	メプチン、ベネトリン、サルタノールなど

ポイント

・効果がすぐにあらわれないからといって、β_2刺激薬を使いすぎたり、コントローラーを勝手に減らしたりしないようにしましょう。
・β_2刺激薬に気管支の炎症をおさえる効果はないので、この薬だけでぜんそくがよくなることはありません。コントローラーといっしょに使っていくことが大切なのです。

コントローラーとして使われるβ₂刺激薬もあります

β₂刺激薬には、短時間作用性と長時間作用性の2種類があります。

どちらも細くなった気道を広げるはたらきがありますが、長時間作用性β₂刺激薬のほうがゆっくりと作用します。

そのため近年では、長時間作用性β₂刺激薬をコントローラーとして使うこともあります。この場合、単独では使わず、吸入ステロイド薬といっしょに使用することになっています。

症状がコントロールされたら、長時間作用性β₂刺激薬を中止するのが原則です。

吸入ステロイド薬とβ₂刺激薬が合体した薬もあります

コントローラーとして使う薬には、吸入ステロイド薬とβ₂刺激薬を合体させた薬もあります。「吸入ステロイド薬／長時間作用性β₂刺激薬配合剤」（SFC　P.66　薬剤名：アドエア）という薬です。

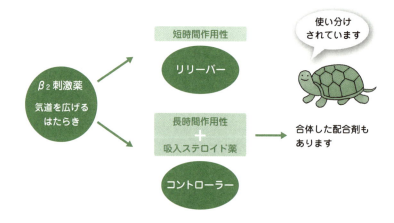

第3章 小児ぜんそくの治療

　症状のコントロールがうまくいかず、長時間作用性β_2刺激薬を使わなければならないときに使われます。
　ひとつの薬で、気管支の炎症をおさえる効果と気道を広げる効果があり、2つを別々に吸入するよりも手間がはぶけて便利です。

コントローラー（長期管理薬）

気管支の炎症をおさえる、または気道を長時間広げることによって発作を起こりにくくします。症状や発作がなくても毎日規則正しく使いましょう。

リリーバー（発作止めの薬）

発作が起きたときに使用します。
- 医師からあらかじめ指示された回数を吸入しても効果がみられない場合には、すぐに医師に相談しましょう。

毎日

吸入ステロイド薬
ロイコトリエン受容体拮抗薬
抗アレルギー薬　など

（長時間作用性β_2刺激薬）
- 気管支の炎症をおさえる薬です。ぜんそく治療の中心となります。

＋

炎症の状態によって

長時間作用性β_2刺激薬
- 長時間気道を広げる効果があります。
- 効果がゆっくりとあらわれます。

発作のとき

短時間作用性β_2刺激薬
- 発作をすぐに鎮めるための薬です。
- 発作の始まりや発作がひどくなる前に吸入します。

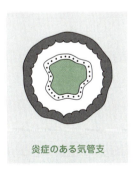

炎症のある気管支

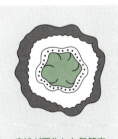

症状が悪化した気管支

発作のときの気管支

炎症を改善

症状を改善

発作を鎮める

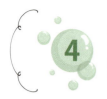 治療はステップごとに変わっていきます

　ぜんそくの治療では、十分な治療効果を期待できる薬の組み合わせを選び、症状の変化に応じて薬の量や種類を増やしたり減らしたりします。

　薬の使い方は、お子さんの重症度（P.30）に応じて4つのステップに分けて考えます。

　治療ステップが進むほど、薬の量が増えたり、薬が強くなったりします。各ステップごとに基本治療を行い、基本治療でコントロールしきれない場合には、必要に応じて補助的に治療が追加されます（追加治療）。

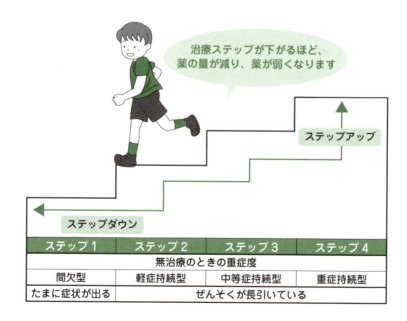

一般的には、あるステップで治療を続けて、十分にコントロールできている状態が3ヵ月以上続いていれば、治療ステップを1段階下げます。これを「ステップダウン」といいます。逆に、コントロールが不十分な場合には、治療ステップを1段階上げます。これを「ステップアップ」といいます。

なお、薬の使い方は、年齢によって異なります。

2歳未満の子の薬物療法プラン

2歳未満の子（乳児）は、2歳以上の子に比べて体も小さく、消化機能なども低いため、慎重に薬を使う必要があるので、薬の使用方法も工夫されます。

たとえば、吸入ステロイド薬を使うのは、2歳以上の子はステップ2の基本治療からですが、2歳未満の子の場合は、ステップ2の追加治療からです。長時間作用性β_2刺激薬（気道を広げるコントローラー）を使うのは、年齢にかかわらずステップ3の追加治療からですが、2歳未満の子は、おもに貼り薬か飲み薬を使います。

気道を広げるコントローラーには、テオフィリン徐放製剤（P.60）もありますが、生後6ヵ月未満の子には使いません。また、生後6ヵ月以上でも、熱が出たときには薬の量を減らすか、中止します。

乳児ぜんそくの鑑別診断はとても難しいので、ステップアップが検討されたときにあらためて検査を行って、本当にぜんそくかどうかを確認することもあります。

年長児(2〜15歳)の薬物療法プラン

2歳以上の治療では、吸入ステロイド薬を治療ステップ2の基本治療から行います。

5歳以上であれば、治療ステップ3の追加治療や、治療ステップ4の基本治療で、SFC(サルメテロールキシナホ酸塩/フルチカゾンプロピオン酸エステル配合剤)という薬を使うこともあります。

SFCというのは、62ページで説明した、吸入ステロイド薬/長時間作用性$β_2$刺激薬配合剤のことです。この薬を使う場合は、ほかの長時間作用性$β_2$刺激薬を中止します。吸入ステロイド薬と一緒に使うことはできますが、その場合は、各ステップで決められている吸入ステロイド薬の総量を上回らないようにします。

ステップ4の追加治療では、必要に応じて、吸入ステロイド薬またはSFCの量を増やします。また、経口ステロイド薬(飲み薬タイプのステロイド薬)を1日おきに飲むことや、入院療法が行われることもあります。

コントロールが「良好」かどうかで判断します

ぜんそくのコントロールがうまくいっているかどうかは、次ページの表のようなことをめやすに医師が判断します。

「良好」の状態が3ヵ月以上維持できていれば、薬の量を追加治療の分から減らしていきます。

「比較的良好」なら、基本的に現在の治療を続けますが、この状態が3ヵ月以上続く場合はコントロールが不十分と判断され、治療をステップアップするかどうかを検討します。

吸入ステロイド薬のコントロールの評価

評価項目	コントロール状態		
	良好 (すべて「なし」)	比較的良好	不良 (どれかひとつが あてはまる)
軽微な症状 (運動・大笑い・大泣きの あとの一時的な咳やぜんめ いなどの軽い症状)	なし	月に1回以上、 週に1回未満	週に1回以上
明らかなぜんそく発作 (息苦しさを伴う咳き込み やぜんめいが長く続く・く り返す)	なし	なし	月に1回以上
日常生活の制限 (運動・睡眠など)	なし	なし (あってもわずか)	月に1回以上
β_2刺激薬の使用	なし	月に1回以上、 週に1回未満	週に1回以上

(日本小児アレルギー学会『小児気管支喘息治療・管理ガイドライン2012』より作成)

「不良」という評価であれば、ステップアップが必要です。この場合には、別の病気の可能性や、治療効果をさまたげる病気・ストレスなどの要因はないか、医師の指示をきちんと守って薬を飲んでいるかどうかなどを確認し、それぞれの問題の解決方法も検討したうえで、ステップアップにのぞみます。

「ステロイド」ってどういうもの？

ぜんそくの治療には、ステロイド薬を欠かすことはできません。ステロイド薬を使用したぜんそくのコントロールは、現在、最も安全で効果的と、専門医による診療ガイドラインでも認められている基本の治療法です。

一般に「ステロイド」といわれるものは、人の体内でつくられているステロイドホルモンのことです。男性ホルモンや女性ホルモン、副腎皮質ホルモン（腎臓の上にある副腎の皮質という部分でつくられています）などは、ステロイドホルモンの一種です。

ステロイドホルモンのなかには、炎症やアレルギー反応をおさえる物質が含まれています。この物質をもとにして人工的につくられた薬が、ステロイド薬です。

ぜんそくによる気管支の炎症や、アレルギー反応をおさえるはたらきがあります。

吸入薬と飲み薬の違いは？

ステロイド薬には、全身に薬がいきわたる飲み薬や注射薬と、体の特定の部分（局所）に効く塗り薬、吸入薬、目薬などがあります。

第3章 小児ぜんそくの治療

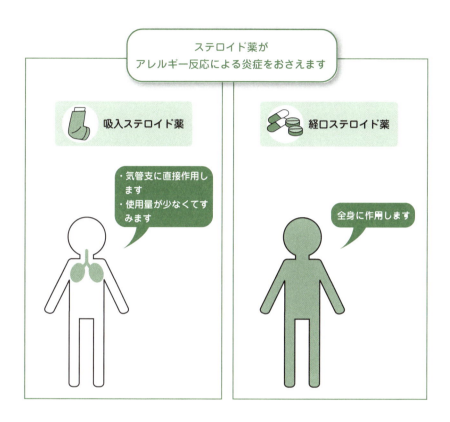

　ぜんそく治療でコントローラーとして使う吸入ステロイド薬は、口から吸い込むことによって炎症を起こしている気管支に直接届くので、飲み薬（経口ステロイド薬）の100分の1〜1000分の1の用量でも十分に効果があらわれます。
　ぜんそくの症状が重くなったときに使われる経口ステロイド薬とは、まったく違う薬だといってもよいでしょう。

どんな副作用があるの？

　ステロイド薬の使用量が多すぎると、免疫がおさえられ、細菌やウイルスなどに感染しやすくなることがあります。こうした作用を副作用といいます。このほかにも、ステロイド薬を長くたくさん使用するといろいろな副作用が生じることがあります。でも、ぜんそく治療に使う吸入ステロイド薬は、体内に入るステロイド薬の量がとても少ないので、医師に指示された使い方を守っていれば、こうした副作用の心配はありません。

　また、成長への影響もほとんどありません。吸入ステロイド薬を使いはじめたころに、わずかに身長の伸びに影響することもありますが、これは一時的なものです。成長期を通じた最終的な身長の伸びには、差がありません。

　むしろ、吸入ステロイド薬を使わないで発作をくり返すことで、十分な食事、睡眠、運動をとることができなくなるほうが、お子さんの発育によくないのです。

吸入ステロイド薬で発作のない生活を

　かつてのぜんそく治療は、発作が起きたときに気道を広げる薬で呼吸を楽にすることが中心でした。つまり、「起きてしまった発作をしのぐ」という治療です。

　しかし、その後、気管支の炎症をおさえる吸入ステロイド薬の効果が注目されるようになり、現在のように、「発作そのものを起こさない」という予防的な治療が中心になりました。その効果はてきめんで、吸入ステロイド薬が国内で広く使われるようになった2000年前後から、ぜ

第3章 小児ぜんそくの治療

ぜんそくによる死亡者数は減っています

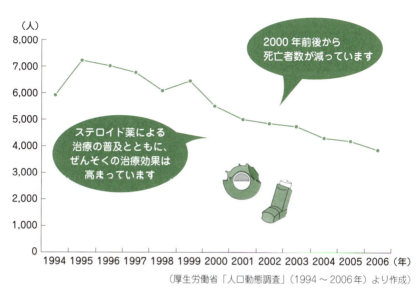

（厚生労働省「人口動態調査」（1994〜2006年）より作成）

んそく発作で緊急入院する人や、ぜんそくで亡くなる人の数は減り続けています。

　吸入ステロイド薬の開始が遅くなると気管支の炎症は悪化し、発作をくり返して強い薬が必要になったり、気管支の炎症が残って成人ぜんそくに移行してしまったりすることもあります。ステロイド薬の副作用など、不安に思うことは医師からよく説明を受けて、正しい情報を得るようにしていきましょう。

71

5 いろいろある治療情報、何を信じればいいの？

　ぜんそくの治療法は、ここ数十年の間に大きく変わりました。ですから、人によって、また年代によって、ぜんそくの治療経験の内容が異なることがあります。

　また、ぜんそく治療は病院でもらう薬だけでなく、環境整備をはじめとする生活のなかで行うことも多いので、医師以外の人からも「○○がいいらしい」「××を使ってはダメだ」など、いろいろな情報を聞くことがあります。

　では、情報を取捨選択するためにはどうすればよいのでしょう？　医療の現場には、「EBM(イービーエム)」という考え方があります。

「EBM」ってどういうこと？

　EBMは、Evidence-Based Medicineの略で、「エビデンス（根拠）に基づいた医療」という意味です。

　もう少し詳しくいうと、「科学的な実験・試験・調査によって根拠があると認められた結果に基づいて行われる医療」です。

　つまり、EBMとは、現時点で最も信頼できる科学的な根拠に基づいている医療のことなのです。現在は、EBMが重視される時代になっています。

　科学的研究とその信頼性のレベル（エビデンス水準といいます）は、5段階に分かれています。

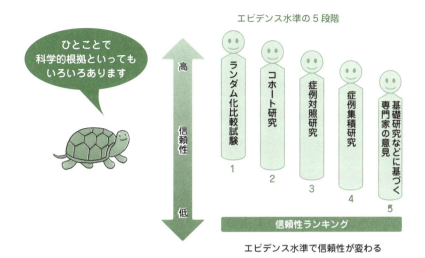

エビデンス水準で信頼性が変わる

ランダム化比較試験

　ある治療法について、患者さんに参加してもらい、かたよりがないように（ランダムに）2つのグループに分けます。ひとつは治療を受けるグループ（本物の薬で治療します）、もうひとつは治療を受けないグループ（ニセの薬で治療をします）です。

　この2つの試験結果を同じ条件で比較します。こうして行われたランダム化比較試験を、さらにまとめて検証して得られた結果は、エビデンス水準が最も高いとされています。

コホート研究

　ある集団を長期間、追跡調査して、健康にかかわる出来事の違いで結果がどのように違ってくるかを調べます。

　たとえば、一定の地域に住んでいる人たちでタバコを吸う人と吸わない人とでは、10年後に肺がんになった人の割合がどのくらい違うかを

比べるような研究です。

症例対照研究

今の時点で病気の人と、病気ではない人とでは、過去の生活でどんな違いがあったのかを比較して、病気の原因を探ろうという研究です。

症例集積研究

「この病気の患者さんに、こういう治療をしたらよくなった」という症例を、いくつも集めた研究です。

基礎研究などに基づく専門家の意見

動物実験や細胞実験などの基礎研究や、理論に基づいた専門家の意見です。

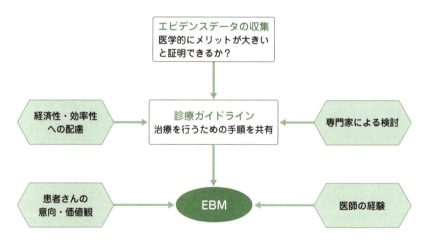

エビデンス水準を知ることは、治療情報を取捨選択するうえで大事な判断材料になります。
治療法が、「どんな科学的根拠に基づいたものか？」で判断しましょう。

こうした研究は、専門医らによってさらに検討され、診療の手順や知識をまとめた「診療ガイドライン」がつくられ、医療現場で使用されています。

そうした診療ガイドラインに則ったぜんそく治療は、「エビデンス水準が最も高い」と判断された、治療の基本です。

それ以外の治療法をすすめる医師や研究者もいますが、科学的な根拠が不十分な場合もあります。そうした治療法を検討したい場合は、専門医に相談したり、どのようなエビデンスがあるかを確かめるようにしましょう。

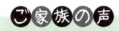

夫がステロイド薬に反対

ぜんそく治療のため、娘が吸入ステロイド薬を使っていることに反対の夫。私は納得して使用させていますが、夫と意見が分かれ困っています。主治医と直接話してもらい理解したようすでしたが、今でも「使わなくても治せるんじゃないか？」などと、疑念をぬぐいきれないようすです。

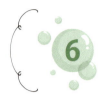

6 鼻の治療もしっかりしておきましょう

　鼻から気管支までは、空気の通り道としてつながっているので、アレルギー性鼻炎（花粉症など）や副鼻腔炎（P.77）など鼻の病気があると、ぜんそくを悪化させることがあります。

　アレルギー性鼻炎の人の鼻水には、気管支の炎症を引き起こすロイコトリエンという物質が含まれています。また、副鼻腔炎は細菌感染で起こり、鼻水のなかには細菌がたくさん含まれています。寝ている間などに鼻水が気管支まで入ると、ロイコトリエンや細菌が気管支を刺激し、ぜんそくの症状を悪化させてしまうのです。

　また、鼻炎で鼻がつまると口呼吸になり、アレルゲンに接することが多くなってしまいます。

　お子さんにアレルギー性鼻炎や慢性副鼻腔炎がある場合は、十分に治療し、症状をなくしておくことが大事です。

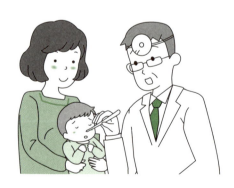

ぜんそくを診てもらっている医師に、鼻がつまる、鼻水がよく出るといった症状も忘れずに伝えましょう。耳鼻科に通院している場合は、耳鼻科でどのような説明を受け、治療を受けていることを伝えましょう。

アレルギー性鼻炎の診察と治療

鼻の粘膜の色や腫れぐあいを診察し、鼻汁をとってアレルギーに関係しやすい好酸球という白血球の数を検査します。症状や重症度に応じて、おもに次の薬が選択されます。

抗アレルギー薬

抗ヒスタミン薬や抗ロイコトリエン薬などの飲み薬です。抗ヒスタミン薬には眠気をもよおす副作用がありますが、眠気を起こさないような工夫がされているものもあります。

ステロイド点鼻薬

鼻のなかに直接たらす薬で、とくに鼻づまりに効果を発揮します。全身にステロイド薬がいきわたらないよう工夫されているものが選ばれます。

副鼻腔炎の診断と治療

小児ぜんそくの患者さんの約半数には、副鼻腔炎があります。副鼻腔とは、空気の通り道である鼻腔のまわりにある4つの空洞です。これらの空洞に膿や鼻汁がたまるのが副鼻腔炎で、とくにぜんそくに関係しやすいのは上顎洞です。

鼻のなかの状態を診察し、鼻汁をとって副鼻腔炎の原因である細菌の

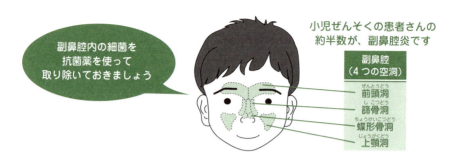

種類を調べ、その細菌に有効な抗菌薬を選びます。慢性化した副鼻腔炎の場合や必要に応じて、マクロライドという抗菌薬を使うこともあります。

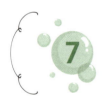 薬の疑問や不安は解消しましょう

　薬に関するさまざまな疑問や不安を抱えているパパ、ママは多いことでしょう。疑問や不安はそのままにしないで、ささいなことでも、かかりつけのぜんそく専門医や薬剤師に積極的に相談しましょう。薬について正しく知ることが、よりよい治療につながります。

市販の薬を使ってもいいの？

　小児ぜんそくではまれですが、「アスピリンぜんそく」と診断されているお子さんは、市販の解熱鎮痛薬を飲んではいけません。アスピリンぜんそくは、市販のカゼ薬に含まれているアスピリンや、非ステロイド系の解熱鎮痛薬に含まれているインドメタシン、フェノプロフェンカル

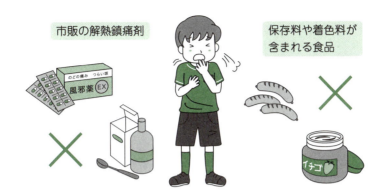

シウムなどの成分によって発作が起こることがあります。食品に使われる保存料や着色料にも同じ成分が含まれていることがあり、その成分が含まれている食品を食べて重い発作が起きた例も報告されています。

そもそも、カゼをひいたときの発熱は、自分の体を守るための反応なので、熱は無理に下げないほうがよいのです。体温が上がると、体内のウイルスや細菌の活動がにぶくなります。その一方で、ウイルスや細菌をやっつける免疫細胞の活動は高まります。解熱薬で熱を下げると免疫細胞の活動がにぶってしまいますし、解熱薬でカゼそのものが治るわけではありません。

カゼなどの感染症では、解熱薬で熱を下げるメリットはないので、アスピリンぜんそくのお子さんはもちろんのこと、そうでないお子さんも、カゼのときに解熱薬を使わず、「発作を起こさないようにしながら、カゼは自分の力で治す」ことを基本にするとよいでしょう。

発作が起こらなくても薬を続けるの？

56ページでお話ししたように、ぜんそくが「完全に治った」といえ

るのは、薬を使わなくても症状が出ない状態が5年以上続いたときです。それまでは、一時的に症状が落ち着いているだけで、発作がぶりかえす可能性があります。また、カゼなどの感染症、身のまわりのアレルゲンの変化、入園、入学、引っ越しなど生活環境の変化、心理的なストレスなど、さまざまな影響を受けて再び悪化してしまうこともあります。

　うまくコントロールされている状態が長く続けば、呼吸機能検査などの結果も参考にしてステップダウンし、薬の種類や量を減らせます。自己判断で薬をやめたりせず、根気よくお子さんのようすを見守っていきましょう。

まとめ

- ぜんそくの治療に使われる薬は、「コントローラー（長期管理薬）」と「リリーバー（発作止めの薬）」です。
- コントローラーは発作がないときでも毎日使い、リリーバーは発作が起きたときだけ使います。
- ぜんそくの治療は、重症度によって4つのステップに分かれます。治療ステップの見直しは、年齢を問わず3ヵ月がめやすです。
- 薬の使用計画は年齢によって違います。2歳未満の子は、使える薬が限られているので、薬の使い方が工夫されています。
- 吸入ステロイド薬は、副作用よりメリットのほうが大きい、ベストの治療法です。
- 薬について疑問や不安があるときは、医師や薬剤師に質問しましょう。
- アレルギー性鼻炎や副鼻腔炎は、ぜんそくを悪化させることがあるので、十分に治療しておきましょう。
- ぜんそくが「治癒した」といえるのは、薬を使わなくても症状がない状態が5年以上続いたときです。それまでは、発作が起こらなくてもコントローラーを使いましょう。

第4章

パパ、ママができる！
発作を予防する日常生活

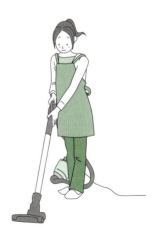

1 室内環境を改善して発作を防ぎましょう

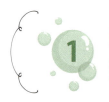

ぜんそくの治療は、3本の柱で支えられています。

- 薬で気管支の炎症をおさえていく。
- 原因となるアレルゲンなどを取り除くために生活環境を整備する。
- 適度な運動によって免疫力を高める。

直接的に発作を引き起こす原因（カゼ、冷たい空気を吸い込むこと、急激な運動）のすべてを避けるのは難しいかもしれませんが、発作を起こしやすくする原因・悪化させる原因を少なくすることはできます。それが環境整備です。

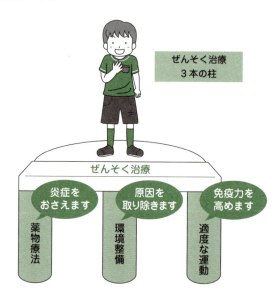

ぜんそく治療 3本の柱

ダニは最大のアレルゲン

　ぜんそくに関係しているアレルゲンのなかで、圧倒的に多いのはチリダニです。人を刺すことはありませんが、フンや死がいのかけらはとても小さく、空気中にただようため、気管支を刺激して発作を引き起こしたり、悪化させたりします。

　ぜんそく発作は、急に涼しくなった秋の日に多いという統計結果があります。これは、夏にたくさん発生したチリダニなどが、急に気温が下がって死に、ダニの死がいやフンがハウスダスト（室内のホコリやチリ）のなかに多く含まれるからだと考えられています。

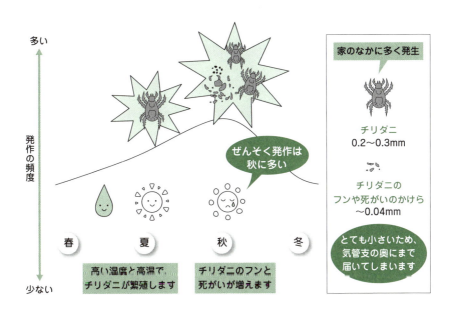

掃除と除湿でダニアレルゲンを減らしましょう

　チリダニは、ほぼ1年中、家のなかに発生します。きれい好きな家庭でも、家のなかのダニをゼロにすることは不可能ですが、次のことに気をつければ、ダニの繁殖を減らすことができます。

こまめな除湿

　除湿器やエアコンの除湿機能を使って、室内の湿度を下げましょう。また洗濯物はできるだけ室外に干すようにしましょう。

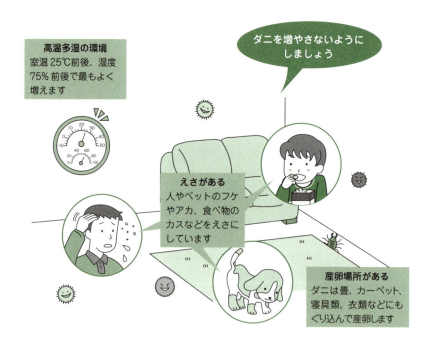

ていねいな掃除

　できるだけ毎日掃除をして、ダニのえさになるようなものやホコリをカーペットや畳のなかにためないようにしましょう。

▶カーペット

　毛足の短いものにして、表面だけでなく、裏側や下の床にもこまめに掃除機をかけましょう。

▶畳敷きの床

　できるだけ頻繁に、時間をかけて掃除機をかけましょう。

▶カーテン

　ホコリがつきやすいので、できればブラインドに替えてふき掃除をするか、洗濯しやすい素材のものにして、こまめに洗濯しましょう。

▶エアコン

　フィルターの奥にある冷却フィンは、非常にカビが発生しやすい部分です。年に1回は専門業者に頼んで洗浄してもらいましょう。冷房を使ったあとの時期にカビを除去するのが効果的です。また、フィルターにたまったカビやホコリは、家庭で定期的に掃除をしましょう。毎日使うシーズン中は2週間に1回がめやすです。

▶サッシのみぞ

　ほこりもていねいに取り除き、カビなどが発生しないよう、水分をふき取りましょう。

　掃除中は部屋にホコリが舞い上がるので、窓を開けて空気の入れ替えをし、お子さんが家にいないときに行うか、別の部屋にいさせるようにしましょう。なお、掃除機は、排気がきれいな機種を選びましょう。

　掃除・洗濯など、環境整備のチェックポイントは102〜103ページ

を参考にしてください。でも、「すべて完璧にやらなければいけない」と無理をすると負担になり、かえって長続きしなくなってしまいます。まずは「少しでも減らす」をめざして、発作の起こりにくい環境をつくっていきましょう。

家具などの選び方と置き方

▶家具

なかにホコリがたまらないように、扉やふたつきのものにしましょう。家具の裏側も掃除をします。また、家具の上の掃除がしやすいように、小物類を置かないようにしましょう。

▶布製のソファやクッション

ダニが繁殖しやすいので、掃除機をていねいにかけましょう。できれば目の細かい防ダニカバー（P.88）をかけて、カバーをこまめに洗濯するとよいでしょう。

▶こたつ

ダニの温床になりやすいので、避けたほうがよいでしょう。使う場合は、こたつ布団やカバー、こたつの下の敷物をこまめに洗いましょう。

▶照明器具

天井に直接取りつけるタイプのものは、カバー内にたまったホコリを定期的にふき取りましょう。吊り下げ式はカサにホコリがつきやすいので、こまめにふき掃除をしましょう。

▶鉢植え

室外に出しましょう。鉢植えの土や砂、葉についたホコリ、植物の花粉、水受け皿に発生するカビなどは、ぜんそく発作を引き起こすアレルゲンになることがあります。

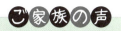

体調アップに効果が…

掃除に気を使っているのにうちの子はぜんそくで、散らかってホコリだらけの家でも元気に暮らしているよその子を見ると「どうしてなのかな」と思うこともあります。ただ、掃除をきっちりしているほうが子どもの体調がいいということははっきりしているので、今後も掃除をがんばります。

がんばっているのに…

子どもがぜんそくと聞くと「もっとお掃除しないとね」と言われることがあります。
自分では掃除をがんばっているのに、掃除が足りないと周囲に思われているのかとつらくなるときがあります。

寝具の管理は重要です

寝具類は家のなかで最もダニにさらされやすいうえ、大人よりも寝る時間が長い子どもは、寝具についたダニの影響を受けやすいのです。おもな対策は次の通りです。

こまめに洗濯

シーツ、布団カバー、枕カバーは、1週間に1回は洗濯しましょう。

安い布団を買って毎年取り替える

どんなに干したり洗ったりしても、布団からダニをなくすことは難しいものです。けれども、新しい布団にはダニがついていません。化学繊維素材の安い布団を買い、毎年取り替えると、寝具にダニが繁殖するの

を防ぐことができます。

ダニを通さないカバーを使う

　高密度生地（とても細い繊維をすきまのないように織り、加熱処理した生地）を使った布団カバーやシーツ類が市販されています。「防ダニカバー」「防ダニシーツ」などと呼ばれているもので、汗などの水分や空気は通しますが、数ミクロンのダニのフンでも通しません。新しく買った布団に防ダニカバーや防ダニシーツをかけ、週に1回はカバーやシーツを洗うことで、ダニの繁殖を防ぐことができます。

防ダニ寝具の使用

　高密度生地を使った布団や枕も市販されています。普通の寝具より高価ですが、ダニアレルギー対策に有効です。

天日干し、布団乾燥機の使用

　まめに天日干しをするか、お子さんがアレルギー性鼻炎なら布団乾燥機を使います。いずれの場合も、できれば仕上げに掃除機をかけましょう。

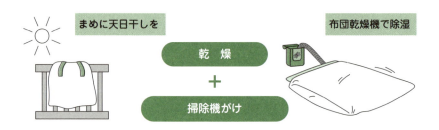

その他

　ダニは湿気が好きなので、押し入れのなかにスノコを敷いて、通気性をよくしましょう。寝室に空気清浄機を置くと、ある程度の効果は期待できますが、それだけでダニ対策ができるわけではありません。寝具からできる限りダニを取り除くことが何より大事です。

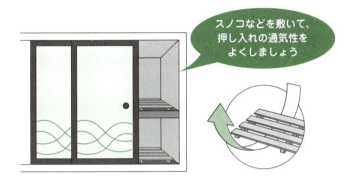

スノコなどを敷いて、押し入れの通気性をよくしましょう

ぬいぐるみは丸洗いできるものを

　ぬいぐるみはダニやホコリの温床です。丸洗いできるものを少数にとどめ、月に1回は洗いましょう。防ダニ素材のぬいぐるみもあります。

　洗えないもので、お子さんがどうしても手放したがらないなど、処分できない場合は、料金はかかりますが、ぬいぐるみの特殊クリーニングを行う業者に頼むという方法もあります。

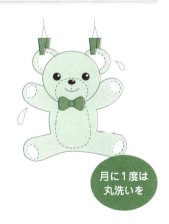

月に1度は丸洗いを

また、ぬいぐるみを抱いて寝ると発作を引き起こす可能性が高いので、寝具のまわりに置くのは避けましょう。ダニやホコリの影響を、できるだけ少なくすることが大切です。

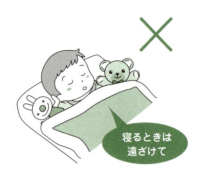

寝るときは遠ざけて

ペットが発作を悪化させることも……

イヌ、ネコ、ハムスター、ウサギ、小鳥など、毛や羽のあるペットは、毛やフケや排せつ物がアレルゲンとなり、発作を悪化させる危険性があります。たとえば、イヌを室内で飼っている家庭のお子さんがカゼをひいて発作を起こすケースや、ペットにかまれて急にアレルギー反応を起こすケースもあります。

基本的には、ぜんそくのお子さんがいる家庭では、毛や羽のあるペットを飼ったり近づけたりしないようにしましょう。

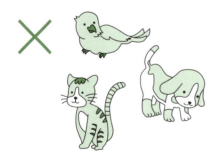
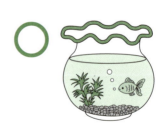

第4章 パパ、ママができる！ 発作を予防する日常生活

　とくに、ネコのアレルゲンは舞い上がりやすく、衣服や家具にくっつきやすい特徴があります。家で飼っていなくても、親せきの家など親しく行き来する家でネコを飼っていると、アレルゲンに接して、症状が出ることもあります。
　金魚や熱帯魚であれば影響が少ないでしょう。しかし、水槽のカビがアレルゲンとなることがあるので、カビ対策が必要になります。
　すでにペットを飼っているご家庭では、つらい選択になると思いますが、治療を最優先しなければいけないことをお子さんにお話ししてあげてください。
　どうしても手放せない場合は、少なくとも屋外で飼うようにしましょう。そして、週2回はペットを洗い、アレルゲンの影響をできるだけ減らしましょう。しかし、発作のリスクがあるので、お子さんの部屋には入れないようにしてください。

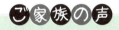

おじいちゃんの犬が

息子は、犬の毛に敏感なので、なるべく犬には近寄らないようにしています。祖父の家でも犬を飼っていて、息子が遊びに行くときは庭に出し、室内を掃除しておいてくれるのですが、それでもやはりゴホゴホ咳き込んでいます。祖父と遊ぶときは外出したり、うちに来てもらったりしています。

タバコを吸う家族に禁煙をお願いしましょう

　タバコの煙には、200種類以上の有害な化学物質が含まれています。しかも、喫煙者本人が吸い込む煙より、タバコの先から出る煙（副流煙）のほうに有害物質が多いのです。

　受動喫煙はぜんそくを悪化させるだけでなく、肺炎や気管支炎などの呼吸器感染症や、呼吸機能の低下も招きます。受動喫煙の期間が長いほど発症が増えるという報告もあります。また、お子さんのいない部屋や換気扇の下でタバコを吸っても、リスクはなくなりません。

　家族にタバコを吸う方がいる場合は、禁煙をお願いしましょう。ニコチン依存症などで自力での禁煙が難しい場合は、病院で禁煙治療が受けられます。病院の禁煙外来は、一定の条件を満たせば健康保険が適用され、医師のアドバイスを受けながら禁煙補助薬を処方してもらえます。薬局でも、OTC医薬品（市販薬）として体に貼る禁煙パッチや、禁煙ガムが売られています。

　どうしても禁煙が無理なら、室内でタバコを吸うのをやめてもらいましょう。ただし、体や肺のなかにタバコの有害物質をつけたまま家のな

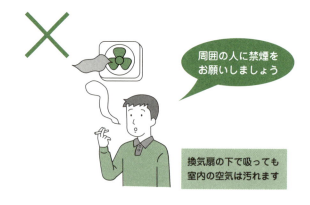

かに入るだけで、室内の空気は汚れてしまいます。ご家族みんなの健康のためには、やはり禁煙するのがいちばんです。

空気汚染の原因をできるだけなくしましょう

▶仏壇の線香や蚊取り線香の煙

発作の原因になることがあるので、できるだけ使わないようにするか、線香をたいている部屋にお子さんを近づけないようにしましょう。

▶エアコン

エアコンは冷却フィンの掃除だけでなく、フィルターのお掃除もこまめにしましょう。

▶二酸化炭素

石油やガスを使う暖房器具や調理器具から出る二酸化窒素も影響があるので、使うときは換気をしっかり行いましょう。

▶ホルムアルデヒド

家の新築やリフォームのときは、ホルムアルデヒドなどの発生量が少ない建材や家具を選ぶようにしましょう。

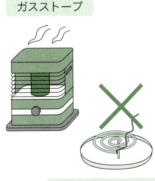

ガスストーブ

蚊取り線香などの煙

PM2.5などの大気汚染にも注意を

近年、PM2.5による大気汚染が問題になっています。PM2.5は、大気中にただよっている2.5ミクロン（0.0025mm）以下の小さな粒子で、多量に吸い込むとぜんそくや気管支炎の原因になることがあります。

日本気象協会のホームページの「PM2.5分布予測」や、自治体が公表している観測値に注意して、PM2.5の濃度が上がったら外出を控えるか、外に出るときは細かなチリも通さないマスクをするようにしましょう。

最近では、PM2.5をはじめとする大気汚染に対応する空気清浄機も登場していますが、今のところ、応急的な対策にしかならないようです。

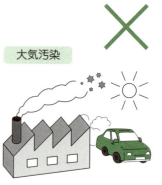

大気汚染

🎈 PM2.5の濃度とぜんそくの関係は? 🎈

西日本地域では、寒い時期にPM2.5の濃度が上がると、ぜんそくの子が発作止めの薬を使う頻度が高まるという調査報告があります。

この調査は、2012年12月〜2013年6月に、福岡県を中心に行われました。その結果、12月〜3月には、ＰＭ2.5の濃度が1m³あたり10μg（10万分の1グラム）高くなると、ぜんそくの子が発作止めの薬を使う割合が1.18倍になりました。冬には中国などから飛んでくるＰＭ2.5が多く、それが影響している可能性もあると考えられています。

今後は、調査対象の数を増やして、PM2.5とぜんそくとの関係をさらに詳しく調べる必要があるとされています。

2 食品への注意は？

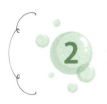

　ぜんそくの患者さんのなかには、食品添加物や刺激の強い食品によって、発作を起こす人もいます。アレルギー体質のお子さんは、食生活で次の点に気をつけましょう。

食物とぜんそく

食品添加物

　食品保存料、一部の人工着色料、防腐剤として入っている亜硫酸塩（気管支の収縮を引き起こす可能性がある化学物質）などで発作を起こす人がいます。

　これらを含む食品で発作を起こしたことがあれば、その食品を避けましょう。インスタント食品や加工食品、おそうざいや弁当を買うときは、「亜硫酸塩」「亜硫酸ナトリウム」が入っていないかどうか、原材料表示をチェックするようにしましょう。

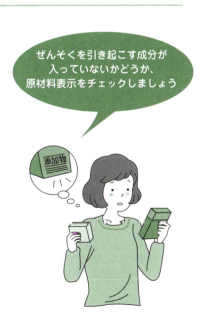

ぜんそくを引き起こす成分が入っていないかどうか、原材料表示をチェックしましょう

気道を刺激しやすい食品

　トウガラシやカレー粉など香辛料が入っている食品、においの強い食品、冷たいアイスクリームやかき氷、熱い麺類、炭酸飲料などは気道を刺激して発作を引き起こすことがあります。こうした食品をとるときは、少しずつようすをみながら食べるように注意しましょう。

バランスのよい食事

　アレルギー体質のお子さんは、動物性脂肪のとりすぎに注意して、栄養バランスのよい食事を規則正しくとることが望ましいとされています。
　赤ちゃんで母乳を飲んでいる場合、母乳には、ママが食べたいろいろな食物の成分が含まれます。ですから、ママも多くの種類をバランスよく食べるようにしましょう。

食物アレルゲンが特定されている子は？

　小児ぜんそくでは、食べ物がアレルゲンになることもあります。
　食物アレルゲンは、卵、牛乳、大豆、米、小麦、ソバ、魚介類、くだものなど、いろいろあります。この場合、なんでもかんでも遠ざけるのではなく、心当たりのある食品があったら医療機関で検査を受けてアレルゲンをしっかり特定することが大切です。アレルゲンが特定されているお子さんは、その食品を避けましょう（ただし血液検査が陽性でも食べられることは多いので、血液検査の結果だけで除去せず、負荷試験などでの確認が必要です）。
　特定の食品を避ける（除去食）場合は、避けた食品に代わる食品で、栄養を補給する必要があります。たとえば、牛乳を避けているのなら、

第4章 パパ、ママができる！発作を予防する日常生活

別の食品からカルシウムを補います。どのような食事で補うかは、医師や栄養士に相談しましょう。

また、アレルゲンとして避けている食物でも、成長するにつれて反応を起こさなくなることもあるので、医師の指導に従って検査などを受けるようにしましょう。

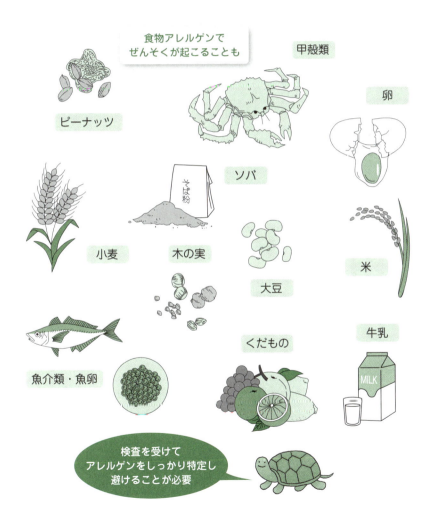

3 小児ぜんそくと運動

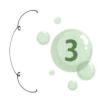

運動をすることで引き起こされる発作を「運動誘発ぜんそく」といいます。運動後5〜10分で発作が最も強くなり、ほとんどの場合、30分ほどでおさまります。

原因は、運動によって呼吸が深く速くなることで気道粘膜の水分が蒸発して乾燥し、同時に外気に触れることで気管支が冷えて刺激されるためだと考えられています。

医師と相談して適度な運動を

運動誘発ぜんそくがあっても、適切な予防策をとりながら運動を適度にするほうがよいので、運動への取り組み方を医師と相談しておくことが大切です。どのくらい運動をするとどのくらいの発作が起きるのか、発作の頻度や程度などを医師に伝え、どういう運動から始めればよいかのアドバイスを受けましょう。

運動をするときにお子さんが注意する点、周囲の人に気をつけてもらう点、発作が起きたときの対応なども確認しておきましょう。

学校に行くようになると、体育の時間に運動誘発ぜんそくを起こすケースが、比較的よくみられますが、適切な指導と予防で体育の授業に参加できる場合もあります。運動中に発作が起きたときのことについて、お子さんと話し合っておくことも大切です。

運動誘発ぜんそくを軽くするために

ウォーミングアップ

運動をするときは、いきなり激しく動くのではなく、ウォーミングアップをしっかり行い、体を慣らしておくと、発作が起こりにくくなります。

ウォーミングアップで徐々に体を慣らしましょう

薬による予防

運動をする前に、ぜんそく治療薬を使うと、予防効果があります。

とくに、秋や冬の空気は乾いているので、発作が起こりやすくなります。どの薬を運動の何分前に使うかは、医師の指示に従いましょう。

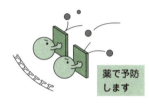

薬で予防します

マスクの使用

マスクをして運動すると鼻や口の湿度と温度が保たれ、気道粘膜の水分の蒸発を防げます。マスクで息苦しさを感じるようなら、医師に相談しましょう。

マスクで予防します

その他

運動をする前に、水などでのどをうるおしておくと、発作が起こりにくくなります。

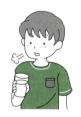

水を飲みましょう

運動しているときに苦しくなったら

　お子さんと対処法について話し合っておくことが大切です。運動しているときに苦しくなったら、すぐに運動を中止し、周囲の人に伝えるようにさせましょう。少し休み、水を飲んで、腹式呼吸をすることで、よくなることもあります。とても苦しいときには、吸入をして、病院へ連れていってもらうようにしましょう。

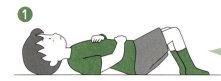

❶ 仰向けに寝て、体全体の力を抜きます（お腹のなかに風船が入っているイメージ）。

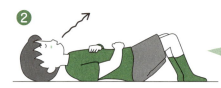

❷ ゆっくりと、できるだけ長く息を吐き出します（お腹のなかの風船がしぼむイメージ）。息を吐くにつれて、お腹がへこみます。

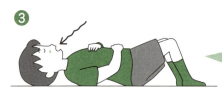

❸ 息を吐ききったら、ゆっくりと息を吸い込みます（お腹のなかの風船がふくらんでいくイメージ）。息を吸い込むにつれてお腹がふくらみます。
それ以上息を吸えなくなったら❷に戻り、無理をしない範囲で、❷と❸をくり返します。

第4章 パパ、ママができる！ 発作を予防する日常生活

■ 運動への苦手意識をなくしましょう

　運動誘発ぜんそくの多くは、適度の運動を続けるうちによくなっていきます。お子さんが運動に対する苦手意識をなくし、自信と積極性をもつためにも、運動療法は重要です。

　気道が乾燥するような運動は発作を起こしやすいので避け、十分なウォーミングアップのあと、ウォーキングなどのエアロビクス運動（有酸素運動）と短いダッシュや筋トレなどを組み合わせ、水分を補給しながら行うとよいでしょう。息を吸ったときにお腹がふくらむ腹式呼吸を練習すると、ほどよい運動になり、呼吸を整える方法を知ることで発作のときにも役立ちます。

ぜんそくに水泳って、いいの？　よくないの？

「水泳でぜんそくが治る」と思っている方は多いようです。しかし一方で、最近の研究では、水泳はぜんそくに「むしろよくない」という報告もあります。ですから、治療のためにわざわざ水泳をさせる必要はありません。

　お子さんがスイミングスクールに通うようになる時期と、ぜんそくが自然に治っていく時期は、ほぼ同じころなので、「水泳でぜんそくが治った」と思ってしまいやすいということがあるのかもしれません。

　少なくとも、「スイミングスクールに通えばぜんそくが治る」とは言い切れません。

発作を起こさない室内環境は？

　本章では、ぜんそくの発作を起こしにくくするような環境をつくる方法についてお話ししてきました。イラストで理想的な室内環境をご紹介しますので、ご自宅の環境と比べてみてください。

❶ 寝具を清潔に保ちます
- 安い布団を買って毎年取り替えるか、ダニを通さないカバーを使用します
- まめに天日干し、または、布団乾燥機を使用します
- シーツ類は1週間に1回は洗濯します

❷ カーペットや畳に、できるだけ頻繁に、時間をかけて掃除機をかけます

❸ 布製ソファやクッションに、ていねいに掃除機がけをします

❹ ぬいぐるみを、月に1回は丸洗いします

❺ 家具のなかや裏側にホコリがたまらないようにします

❻ 掃除がしやすいように、家具の上に小物類を置かないようにします

❼ カーテンをブラインドに替えるか、または洗濯しやすい素材にしてこまめに洗いましょう

❽ 毛や羽のあるペットを室内で飼わないようにします

❾ 掃除機は排気がきれいな機種にします

❿ 鉢植えは室外に出します

⓫ 洗濯物は室外に干します

⓬ エアコン内部の冷却フィンは、年に1回は専門業者に洗浄してもらい、

第4章 パパ、ママができる！発作を予防する日常生活

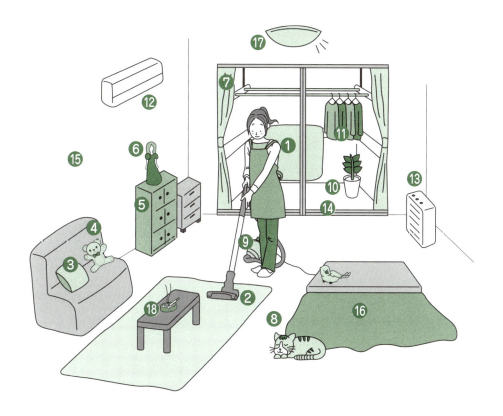

　フィルターも家庭で定期的に掃除します
⑬ 石油やガスなどの化学物質が発生する暖房器具や調理器具を使うとき、換気をしっかり行います
⑭ サッシのみぞにホコリやカビをためないようにします
⑮ ホルムアルデヒドが少ない建材や家具にしましょう
⑯ こたつはできれば避けます。使う場合は、こたつ布団・カバー・敷物をこまめに洗います
⑰ 照明器具についたホコリや汚れを定期的にふき取ります
⑱ 家族に禁煙してもらいましょう

103

まとめ

- ぜんそくの治療は、薬物療法のほかに、発作の原因を取り除く環境整備、適度な運動が大切です。
- ぜんそく発作を引き起こすアレルゲンで最も多いのは、ダニによるものです。
- 家のなかのダニを減らすには、ていねいな掃除、こまめな除湿、家具の置き方の工夫が大切です。定期的に掃除のしかたや室内のようすをチェックしましょう。
- ダニの温床になりやすい寝具の管理とぬいぐるみの扱いにはとくに気をつけましょう。
- ペットの毛やフケなどは発作を悪化させる原因になります。毛や羽のあるペットはできるだけ飼わないようにしましょう。もし飼う場合は外で飼うようにして、週に2回は洗いましょう。
- 受動喫煙はぜんそくを悪化させ、呼吸機能の低下も招きます。家族に禁煙をお願いしましょう。
- 線香や蚊取り線香の煙、暖房器具や調理器具からの排気や煙、建材に含まれるホルムアルデヒド、PM2.5などの大気汚染も発作の原因になることがあるので注意しましょう。
- アレルギー体質のお子さんが食品添加物で発作を起こしたことがあれば、それを含む食品は避けるようにしましょう。
- お子さんがアレルギーを起こす食品がわかっている場合は、その食品をとらないようにしましょう。
- 運動によって起こる発作（運動誘発ぜんそく）があっても、適切な予防策をとって適度な運動を続けるうちによくなっていきます。

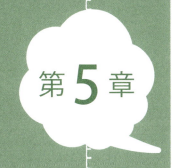

第5章

パパ、ママができる！
発作に備えるケア

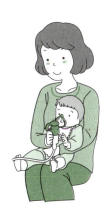

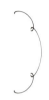

1 ぜんそくの コントロール状態

ぜんそく治療の基本は、アレルゲンから子どもを遠ざけると同時に、コントローラーで気管支の炎症をおさえ、発作が起こるのを防ぐことです。このことを、「ぜんそくをコントロールする」といいます。

ぜんそくをしっかりコントロールするためには、お子さんの状態が現在どうなっているかをパパ、ママが正確に知り、きちんと医師に伝えることが大切です。その手助けになるのが、家庭で簡単にできる「ぜんそくコントロールテスト」です。定期的にこのテストでチェックし、お子さんのぜんそくのコントロール状態を医師と共有することは、今後の治療方針を考えていくうえで役立ちます。

お子さんが小さいうちはパパ、ママがテストに答え、文章が理解できるようになったらお子さん自身が答えるのをそばで助けてあげるようにするとよいでしょう。

■「ぜんそくコントロールテスト」の進め方

現在、日本で使われているテストは、「C-ACT小児喘息コントロールテスト[*1]」と「JPACぜん息コントロールテスト[*2]」の2種類です。

[*1] C-ACT小児喘息コントロールテスト：C-ACTはChildhood Asthma Control Testの略称です。
[*2] JPACぜん息コントロールテスト：正式名は「小児ぜん息重症度判定と喘息コントロールテスト」で、JPACはJapan Pediatric Asthma Control Programの略称です。

C-ACT 小児喘息コントロールテスト

「C-ACT小児喘息コントロールテスト」は、4〜11歳の子を対象としています。最近4週間のぜんそく症状に関する回答内容を点数にして、その合計点数から現在のコントロール状態を判定します。

7問ある質問のうち、はじめの4問はお子さん自身が答え、残りの3問はパパ、ママが答えます。幼いお子さんには文章を読んであげて、自分の状態に近い顔を選ばせてあげましょう。

「C-ACT小児喘息コントロールテスト」（4〜11歳用）

▼以下の質問はお子様に答えてもらってください。

1. きょうのぜんそくのぐあいはどうですか？
   - とてもわるい 0 / わるい 1 / よい 2 / とてもよい 3

2. はしったり、うんどうしたり、スポーツしたりするとき、ぜんそくでどれくらいこまっていますか？
   - やりたいことができず、とてもこまっている 0 / こまるし、いやだ 1 / すこしはこまるが、だいじょうぶ 2 / まったくこまらない 3

3. ぜんそくのせいで、せきがでますか？
   - はい、いつも 0 / はい、ほとんどいつも 1 / はい、ときどき 2 / いいえ、まったく 3

4. ぜんそくのせいで、よなかにめがさめますか？
   - はい、いつも 0 / はい、ほとんどいつも 1 / はい、ときどき 2 / いいえ、まったく 3

▼以下の質問は保護者の方ご自身がお答えください。

5. この4週間で、日中お子様に何らかの喘息症状が出た日は何日ありましたか？
   - まったくない 5 / 1〜3日 4 / 4〜10日 3 / 11〜18日 2 / 19〜24日 1 / 毎日 0

6. この4週間で、喘息のせいで日中お子様の息がゼーゼーした日は何日ありましたか？
   - まったくない 5 / 1〜3日 4 / 4〜10日 3 / 11〜18日 2 / 19〜24日 1 / 毎日 0

7. この4週間で、喘息のせいでお子様が夜中に目を覚ました日は何日ありましたか？
   - まったくない 6 / 1〜3日 4 / 4〜10日 3 / 11〜18日 2 / 19〜24日 1 / 毎日 0

結果を先生にいってみよう！　裏面を見て、合計点からお子様の喘息コントロール状態をすぐ確認しましょう

著作権：グラクソ・スミスクライン株式会社 2006　禁無断転載・使用

テストは27点満点で、「ぜんそくはコントロールされている」と「コントロール不良」の判定があります。コントロール不良の場合は、医師に相談して指示に従いましょう。

　12歳以上のお子さんの場合は、成人用の質問票を使い、5問ある質問すべてにお子さん自身が答えます。テストは25点満点で、「完全コントロール」「コントロール良好」「コントロール不良」と判定されます。

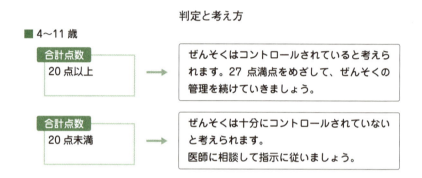

JPACぜん息コントロールテスト

「JPACぜん息コントロールテスト」には、乳幼児用（生後6ヵ月〜4歳未満）と小児用（4〜15歳）があります。

どちらも、最近1ヵ月のぜんそく症状に関する回答内容を点数にして、その合計点数から、現在のぜんそくのコントロール状態や重症度を判定します。テストのやり方は、以下を参考にしてください。

> **①質問に答えましょう**
> テストシートの質問を1から順に読み、あてはまる答えの数字に○をつけます。
>
> **②答えを点数化しましょう**
> ○をつけた数字の合計を、合計点数欄に書き込みます。
>
> **③ぜんそくのコントロール状態を把握しましょう**
> テストの合計点数が、「完全コントロール」「コントロール良好」「コントロール不良」のどれにあてはまるかを確認し、ぜんそくのコントロール状態を把握しましょう。
>
> **④その他の項目をチェックしましょう**
> 質問の枠の下にあるチェック項目（現在使っているコントローラーの名前や診断のめやすとなる事項）を読み、あてはまる項目にチェックを入れます。
>
> **⑤テスト結果を医師と共有しましょう**
> 回答したテストを次の診察のときに持っていき、結果を医師と共有しましょう。医師は、このテスト結果から、ぜんそくのコントロール状態や重症度を正しく判定することができます。今後の治療について医師から指示やアドバイスがあれば、それに従いましょう。

● JPACぜん息コントロールテスト（乳幼児用：6ヶ月〜4歳未満）

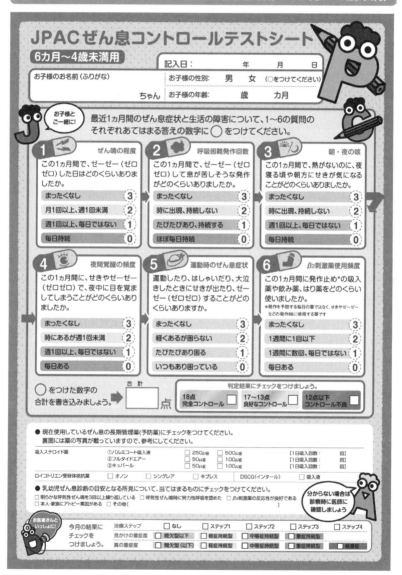

（独立行政法人環境再生保全機構『JPACぜん息コントロールテストキット（乳幼児用：6カ月〜4歳未満用）』より引用）

第5章 パパ、ママができる！発作に備えるケア

● JPACぜん息コントロールテスト（小児用：4歳〜15歳）

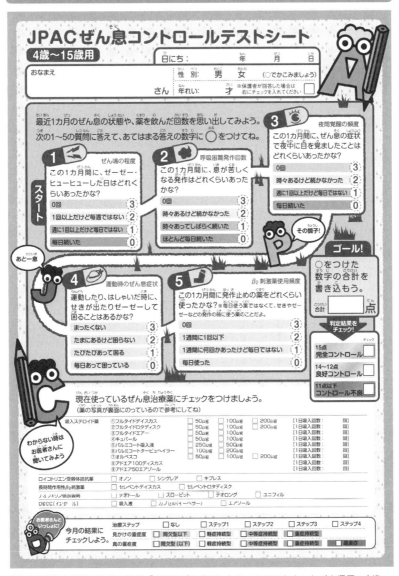

（独立行政法人環境再生保全機構『JPACぜん息コントロールテストキット（小児用：4歳〜15歳用）』より引用）

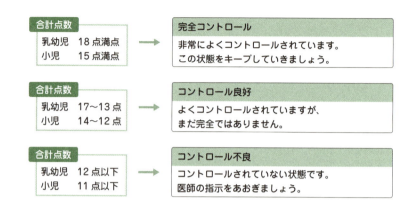

2 「ぜんそく日記」をつけましょう

　ぜんそくの治療、お子さんの健康状態、日常生活のようす（食事はとれているか、よく眠れたかなど）、発作の有無、発作の状態、使った薬、天候など、家庭での情報が重要です。毎日記録し、次の診察日に必ず持っていきましょう。

　毎日のことなので「たいへんだな」と思うかもしれませんが、この記録は、発作への備えになります。発作の前兆、発作を起こしやすい季節、発作の原因などを知ることができ、日常生活で発作を避けるためのヒントになるのです。また、医師がぜんそくのコントロール状態を知り、薬を必要最小限にするためにも、大事な情報源になります。

4歳児の「ぜんそく日記」の例

日付		2月3日	2月4日	2月5日	2月6日	2月7日	2月8日	2月9日
天気		雨	雨	はれ	はれ	はれ	はれ	はれ
病状・発作の状況 今の症状	ぜいぜい		○					
	せき		○	○		○		
	たん		○					
	くしゃみ							
	鼻みず	○	○	○	○	○		
	鼻づまり							
	発熱							
	息切れ							
	カゼぎみ							
夜間の症状	ほとんど眠れていない							
	あまり眠れていない							
	ほぼ眠れている	○	○	○				
	熟睡できている				○	○	○	○
飲んだ薬 発作時の薬	薬の名称		○					
	薬の名称							
	薬の名称							
発作のないときの薬	薬の名称							
	薬の名称	○	○	○	○	○	○	○
	薬の名称		○					
	薬の名称				○	○	○	○
備考								

備考：
- ミルクや食事の量
- 幼稚園や保育所に行けたかどうか
- 塾に行った、公園で遊んだ　など

ぜんそく日記をつけるメリット

- どんなときに、何をきっかけにして発作が起こりやすくなるのかがわかります。
- どの薬を、どのくらい使えば症状がよくなるのかがわかり、発作が起きた場合に早めの対処ができるようになります。
- カゼをひいていないか、疲れていないか、熱はないか、鼻水は出ていないかなど、発作以外の症状がわかります。
- 日記の情報から、医師はぜんそくのコントロール状態を知ることができ、重症度の正確な判定や治療方針の決定に役立ちます。
- お子さんが耳鼻科などの専門医にかかるとき、ぜんそくの状態や薬について正確に伝えることができます。

小さい子はパパ、ママが記録しましょう

　お子さんが自分でぜんそくのようすを正確に記録するのが難しい場合は、パパ、ママがお子さんのようすを観察して記録することになります。

　前ページの表は、その一例です。

　この日記があると、日記の情報から、リリーバー（発作止めの薬）の使い方に問題はないか、発作に備えるために早めに薬を使うべきか、薬の量や回数を増やすべきかなどを、医師は検討することができるので、発作を予防しやすくなります。

大きくなったら自分で日記をつけましょう

　小学生になったら、徐々にお子さんが自分で「ぜんそく日記」を書くようにしていきましょう。はじめのうちはパパ、ママが手伝い、お子さんはあてはまる項目に○をつけるだけでもOKです。慣れてくると、体調の変化や発作のことなども自分で書けるようになります。

　毎日お子さんが自分で日記に記入していると、お子さん自身に主体的に治療に取り組む意識が養われていき、どうやってぜんそくをコントロールすればいいかを考えやすくなります。

3 ピークフローを測りましょう

　検査（P.44〜45）でも触れましたが、「ピークフロー」とは、息をこれ以上深く吸えないところまで吸い込んだ状態から、思いきり吐き出したときの、いちばん速いスピードの値のことです。市販されている「ピークフローメーター」という簡単な器具を使って、ご家庭でも手軽に測れます。

　小学校に入学する前後の年齢（だいたい6歳以上）になると、呼吸機能の検査であるピークフローを測れるようになります。

ピークフローで気道の状態がわかります

　ピークフローの値は、お子さんの気道の状態を教えてくれる重要な情報です。毎日、自分でピークフローを測り、その数値も「ぜんそく日記」に書き込んでいくことで、ぜんそくがコントロールできているかをチェックすることができます。

　ピークフローの値が高いということは、気道が十分に広がり、空気の通りがよい状態で息を強く吐ける状態になっているということです。反対に、ピークフローの値が低いということは、炎症のために気道が細くなり、息を強く吐けない状態になっていることをあらわします。

　一般に、ぜんそくの患者さんのピークフローの値は、朝は低く、夕方に高くなりますが、その朝夕のピークフロー値の変動の幅が小さければ小さいほど、気道の状態は安定しています。

　朝夕のピークフローの値の変動が大きく、朝夕に関係なく、ピークフ

ローの値がぐんと低くなるのは、発作が起こりそうな状態であることをあらわします。

このように、毎日ピークフローの値を測って、その変動をみていれば、気管支の状態が安定しているかどうか、コントロールがうまくいっているかどうかのめやすになるのです。

ピークフローメーターの使い方

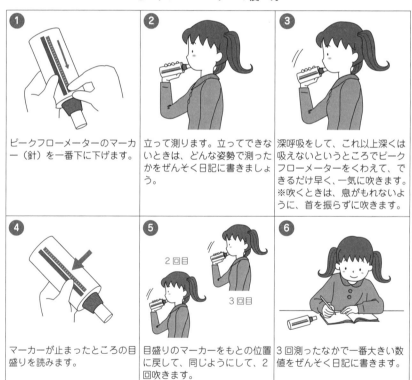

❶ ピークフローメーターのマーカー（針）を一番下に下げます。

❷ 立って測ります。立ってできないときは、どんな姿勢で測ったかをぜんそく日記に書きましょう。

❸ 深呼吸をして、これ以上深くは吸えないというところでピークフローメーターをくわえて、できるだけ早く、一気に吹きます。
※吹くときは、息がもれないように、首を振らずに吹きます。

❹ マーカーが止まったところの目盛りを読みます。

❺ 目盛りのマーカーをもとの位置に戻して、同じようにして、2回吹きます。

❻ 3回測ったなかで一番大きい数値をぜんそく日記に書きます。

第5章 パパ、ママができる！発作に備えるケア

ピークフロー値の高低と朝と夕方の変動から、コントロールの状態がわかります。

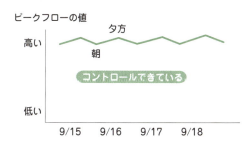

①値の変動が小さい

　ピークフローの値が高く、朝と夕方の差がほとんどない場合は、ぜんそくがコントロールできていることをあらわしています。

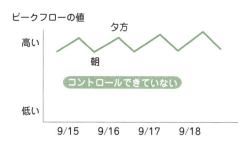

②値の変動が大きい

　ピークフローの値が高くても、朝と夕方の差が大きい場合は、ぜんそくのコントロールが安定していないことをあらわしています。

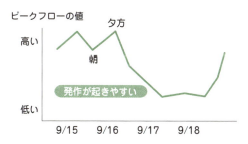

③発作が起きやすい

　朝夕のピークフロー値の差が大きく、値がガタンと低くなるのは、発作が起きやすくなっている状態をあらわしています。

ピークフローを測るときはここに注意して

　呼吸機能は朝と夜で変化するので、朝と夕方の2回測りましょう。ピークフローメーターは器具によって測定値が異なることがあるので、同じ器具を使って測定します。

　また、ピークフローを測る目的は、元気なときの数値をもとにして、気道の状態の変化を知ることです。高い数値を出そうとして、息を吐き出すときに声を出したり首を振ったり、ピークフローメーターそのものを振ったりすると、正しく測れません。高い数値を出すことが目的ではないことを、お子さんによく説明してあげてください。

　日記やピークフローの測定は、大人のぜんそく患者さんでも、うっかり忘れてしまうことがあります。忘れてしまった日があっても、次の日は測るようにしましょう。また、三日坊主にならないように見守ってあげましょう。きちんと続けられればほめるようにして、ピークフローの数値が上がったときには、いっしょに喜びましょう。

ピークフローを測るメリット

- 毎日のピークフローの値を折れ線グラフにしていくと、ぜんそくのコントロール状態がひと目でわかるようになります。
- ふだんの生活で息苦しさを感じないときでも、ピークフローの値が低下していれば、気道が細くなっていることがわかります。それは発作のサインでもあるので、重い発作を起こす前に適切な対応ができます。
- ピークフローの値を毎日記録していると、お子さんのいちばんいい値（自己最高値）がわかるようになります。発作のときに、自己最高値からどのくらい下がっているかがわかれば、発作の強さを知るめやすのひとつになります。
- 医師は、ピークフローの変化から治療効果を知ることができ、治療方針を検討するのにも役立ちます。

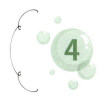 4 「ぜんそく・ピークフロー日記」をつけましょう

「ぜんそく日記」には、さまざまな種類があります。

基本的な項目は、「お子さんの健康状態」「食事や睡眠など日常生活のようす」「発作の有無」「発作の状態」「使った薬」「天候」などですが、ピークフローを測れるようになったら、その値も記入していくようになっています。

次ページの図は、ピークフローの測定値も記入した「ぜんそく・ピークフロー日記」の記入例です。

はじめのうちはパパ、ママといっしょに記入し、少しずつ、上手に書けるようにしていきましょう。お子さんが判断できないところはアドバイスしてあげてください。

この「ぜんそく・ピークフロー日記」は、お子さんの毎日のようすがわかるため、医師にとっては貴重な情報源となって、治療にとても役立ちます。診察のときには、忘れずに持っていくようにしましょう。

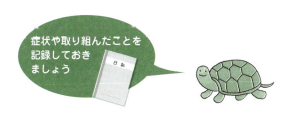

症状や取り組んだことを記録しておきましょう

「ぜんそく・ピークフロー日記」の書き方の例

2015年3月　　氏名 ○○ ○○

			15 (日)			16 (月)			17 (火)			18 (水)			19 (木)			20 (金)			21 (土)			
❶	日付・曜日																							
	天気		あめ			あめ			はれ			はれ			はれ			くもり			はれ			
	時間帯		朝	昼	夜	朝	昼	夜	朝	昼	夜	朝	昼	夜	朝	昼	夜	朝	昼	夜	朝	昼	夜	
❷	発作	大発作 (9点)																						600
		中発作 (6点)				○		○																(900)
		小発作 (3点)					○		○		○								○					
		せ き (1点)										○		○						○				
		な し (0点)	○	○											○	○	○	○			○	○	○	
	喘息発作点数				6	3	3	6	3	1	3						1	3					
❸	睡眠		△			△			○			○						○						500
	発熱			37.8																				(800)
❹	たん			○	○		○	○										○						
	鼻	鼻汁		○														○						
		くしゃみ	○																					
		鼻づまり																○						400
	眼	かゆみ																						(700)
		充血		○	○	○	○																	
❺	生活	不自由		○	○	○	○																	
		正常	○	○								○	○	○	○	○	○	○	○	○	○	○	○	
		学校・仕事				欠席																		300
❼	コントローラー(長期管理薬)	内服	テオドール	2		2	2		2	2		2	2		2	2		2	2		2	2		2	(600)
			シンクレア			1			1			1			1			1			1			1	
		吸入	インタール																						
			アルデシン	3		3	3		3	3		3	3		3	3		3	3		3	3		3	200
		他																							(500)
❽	リリーバー(発作止めの薬)	内服	ブリカニール		1											1	1								
		吸入	インタール		○		○	○	○	○		○													100
			ベネトリン		○		○	○	○	○		○													(400)
		他	ホクナリンテープ		○				○																
	他																							
	通院					○○病院																		(300)
❾	備考		児童館									塾												ピークフロー値
❿	身長　147cm 体重　41kg																							

（アレルギー情報センター『ガイドライン』「小児気管支ぜんそく」より作成）

> 毎日記入することで、ぜんそくのコントロールに役立ちます

❶日付と天気を書き込みます。

❷発作があったときは、大発作・中発作・小発作の欄のあてはまるところに朝昼夜、○をつけます。「喘息発作点数」は、大発作9点、中発作6点、小発作3点、咳あり1点、咳なし0点として、朝昼夜、そのときの最高の点数を書き込みます。たとえば、15日の夜は中発作（6点）と咳あり（1点）ですが、これを足して7点とするのではなく、そのときの最高点である6点と書きます。

❸睡眠の程度が安眠であれば○、苦しくて2〜3度目がさめた場合は△、苦しくてほとんど眠れなかった場合は×をつけます。

❹発作以外の症状（たん、鼻汁・くしゃみ・鼻づまり、眼のかゆみ・充血など）があるときは、あてはまるところに朝昼夜、○をつけます。

❺日常生活について、あてはまるところに○をつけます。園や学校を休んだ場合は「欠席」と書き込みます。

❻ピークフローの値を入れて、線で結び、折れ線グラフにします（右にある数字が目盛りです。子どもの場合は0〜500、括弧でくくられている数字は大人の場合です）。

❼コントローラー（長期管理薬）の名前を書き、量や回数などを使った時間帯に書き込みます。

❽リリーバー（発作止めの薬）の名前を書き、量や回数などを使った時間帯に書き込むか、○をつけます。

❾その日のお子さんの行動や、日常生活で気づいたことを記入します。

❿身長・体重を月に1回ぐらい測定して書き込みます。

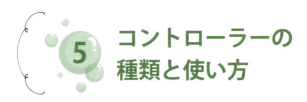

5 コントローラーの種類と使い方

ぜんそくの薬には、吸入して使うものがあります。
お子さんの年齢や重症度などを考えて使い分けます。

定量式吸入器の種類と使用する薬

定量式吸入器の種類

一定量（1回分）の薬を吸い込むタイプで、次の2種類があります。

▶ pMDI（加圧噴霧式）

ガスの圧力によって、吸入器のなかの薬を噴射します。

▶ DPI（ドライパウダー）

吸入器のなかの粉末状の薬を自分で吸い込みます。

定量式吸入器の長所と短所

▶ 長所

軽量小型で携帯に便利で、騒音がなく、特別な装置や電源がいらず、吸入に時間がかかりません。

▶ 短所

吸入のコツを覚える必要があり、年少の子の場合は吸入ができたかどうかが確認しづらく、薬量を微調整できなかったり、安易にくり返し使用しがちで、過量投与となる危険性も考えられます。

第 5 章 パパ、ママができる！発作に備えるケア

このほか、それぞれの器具にも下の表のような特徴があります。

定量式吸入器で使用するおもな薬

▶**抗アレルギー薬**：インタール（pMDI、DPI）
▶**吸入ステロイド薬**：フルタイド（pMDI、DPI）、キュバール、オルベスコ（pMDI）、パルミコート（DPI）
▶**長時間作用性β_2刺激薬**：セレベント（DPI）
▶**吸入ステロイド薬／長時間作用性β_2刺激薬配合剤**：アドエア（pMDI、DPI）

　いずれも、短時間で吸入を行うことができるので、ぜひ使えるようになりましょう。小さな子には、スペーサーなどの、吸入を助ける補助器具（P.129～131）もあります。

定量式吸入器の種類と特徴

		おもな長所	おもな短所	おもなコントローラー
定量式吸入器	pMDI（加圧噴霧式）	吸入補助器具を使えば乳幼児でも吸入できる、持ち運びに便利	薬を噴射したときに吸い込むタイミングが難しい、使用前によく振る必要がある、噴射用の液が必要	フルタイド キュバール オルベスコ インタール アドエア
	DPI（ドライパウダー）	自分のタイミングで薬を吸い込める、操作や管理が容易、噴射用の液が不要	吸入する力が必要なので乳幼児は使用できない、薬の種類が限定される	フルタイド パルミコート セレベント インタール アドエア

ネブライザー(電動吸入器)の種類

セットした薬の液を機械で霧状にして吸い込むタイプで、次の3種類があります。

▶**ジェット式**
圧縮した空気によって薬の液を霧状にします。

▶**メッシュ式**
振動などによって薬の液をメッシュの穴から押し出して霧状にします。

▶**超音波式**
超音波の振動によって薬の液を霧状にします。

🫧 ネブライザーとスチーム吸入器の違いは? 🫧

家庭用のスチーム吸入器というものがあり、装置から出る蒸気で鼻やのどの粘膜を加湿するためによく使われています。家庭用電動ネブライザーと似ているように思えますが、この2つはまったく違うものです。

家庭用電動ネブライザーは、薬の液を霧状の細かい粒子にして気管支に送り込む装置で、ぜんそくや気管支炎の治療に使われます。

一方、家庭用のスチーム吸入器で使えるのは水だけで、薬液の吸入はできません。カゼによるのどの痛みや、アレルギー性鼻炎などの症状をやわらげるためのものです。

ぜんそくの患者さんが湯気を吸い込むと、気管支が刺激されて発作を起こすこともあるので、スチーム吸入器の使用は医師に相談する必要があります。

ネブライザーで使用するおもな薬

▶抗アレルギー薬：インタール
▶吸入ステロイド薬：パルミコート懸濁液（懸濁液は、顕微鏡でないと見えないくらいの大きさの細かい粒子が液体のなかに分散したものです）

ネブライザーには病院で使うもののほか、家庭用のものもあります。132～137ページで詳しくご説明します。

6 pMDIを使った吸入法

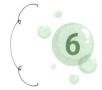

pMDI（加圧噴霧式定量吸入器）は、ガスの力で、一定の量の薬剤を噴霧します。噴霧された薬剤を吸入して使用します。

pMDIの吸入法

pMDIは、手軽で便利ですが、薬を吸い込むタイミングがやや難しいため、吸入のコツを覚える必要があります。
標準的な使用方法を次ページで説明します。

吸入ステロイド薬「オルベスコ」の吸入法

1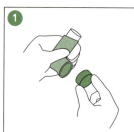
アダプターの吸入口のキャップをはずします（薬によっては容器をよく振ります）。

2
薬を持ちます。

はじめて使う場合は、試し押しを2回します

3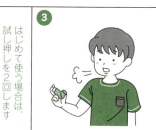
息を十分に吐いた状態で舌を下げ、のどを広げた状態にします。

4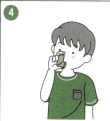
吸入口を軽く歯でかみます。

5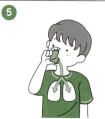
ボンベを1回強く押すと同時に息を深くゆっくり吸い、薬を十分に吸い込みます。

6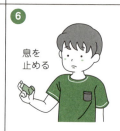
息を止める

息を吸い込んだ状態で、5～10秒（薬によっては3秒以上）息を止めます。

7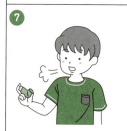
ゆっくりと息を吐き出します。1度に2回以上の吸入をする場合は、③～⑦をくり返します。

8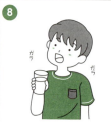
吸入後は、うがいをするか水を飲みます。

> pMDIの吸入方法は基本的にどの薬も同じですが、こまかい操作方法はそれぞれ異なるので、使用説明書をよく読んで確認しましょう。

第5章 パパ、ママができる！発作に備えるケア

7 DPIを使った吸入法

DPI（ドライパウダー定量噴霧器）は、自分のタイミングで薬を吸い込めるという長所があります。だいたい5歳以上から吸入が可能ですが、「力強く、速く、深く吸い込む」必要があります。

DPI「タービュヘイラー」の吸入法

❶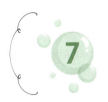
キャップをはずし、吸入器の上部の回転グリップを時計回りと逆の方向に、止まるまで回します。

❷
回転グリップを、今度は時計回りに「カチッ」と音がするまで回して戻します。
★吸入器はまっすぐに立て、グリップを途中で止めないようにしましょう。

❸
薬を吸い込む前に大きく息を吐きます。
★息を吐くときに吸入器に息を吹きかけると薬が飛んでしまうので、気をつけましょう。

❹
吸入器を口にくわえて、思いきり深く吸い込みます。
★吸入器の空気の取入口を指でふさがないようにしましょう。吸入器をくわえたまま息を吸ったり吐いたりしないようにしましょう。

❺
吸入器に息を吹きかけないようにして、ゆっくりと息を吐き出します。
★タービュヘイラーは1回の吸入薬の量がごくわずかなので、吸った気がしないかもしれません。薬の残量は吸入器の小窓で確認しましょう。

❻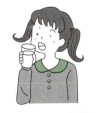
吸入後は、うがいをするか水を飲みます。

正しい吸入方法をマスターするために、練習用の器具でチェックするとよいでしょう。練習用器具は製薬会社が用意しているので、医師に相談してみましょう。
　また、噴霧器の種類によって操作方法が異なるので、使用説明書に従って正しく使用することが大切です。
　ここでは、DPIの吸入器のなかでもよく使われている、DPI「タービュヘイラー」とDPI「ディスカス」を使った吸入方法を説明します。

DPI「ディスカス」の吸入法

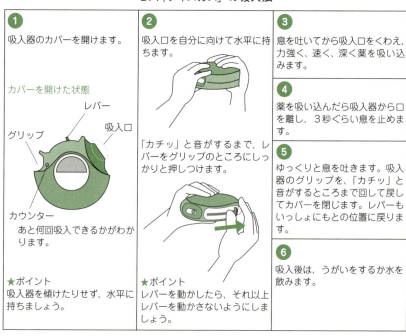

第 5 章 パパ、ママができる！ 発作に備えるケア

8 吸入補助器具

　pMDIとDPIの基本的な使い方を説明しましたが、小さなお子さんでは、「薬を噴射したタイミングに合わせて吸い込む」という動作がうまくできないこともあります。

　これをうまく吸入できるように補助する器具があります。直接吸入できるお子さんでも、吸入ステロイド薬の副作用を減らす（口の中への沈着量を減らす）目的で吸入補助器具の使用をすすめられることがあります。

組み合わせで確実に吸入しましょう

　吸入補助器具は、家庭用電動ネブライザー（P.132〜137）とpMDI（加圧噴霧式定量吸入器）に使用できます。

　吸入補助器具には、マスク、マウスピース、スペーサーがあります。

　家庭用電動ネブライザーを使う場合、乳幼児は家庭用電動ネブライザーの薬の吹き出し口につないだマスクで口と鼻をおおうと、自然な呼吸で吸入ができます。口呼吸ができる子は、薬の吹き出し口につないだマ

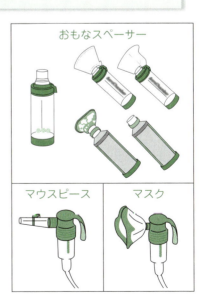

おもなスペーサー

マウスピース　　　マスク

ウスピースをくわえて吸入します。

　スペーサーは、pMDIに取りつけて使う筒状の容器です。噴霧された薬をスペーサーのなかにいったんためてから、お子さんが自分の呼吸に合わせて吸入することができます。

　口呼吸ができるお子さんは、マウスピースつきのスペーサーを使います。マウスピースをしっかりくわえられない乳幼児は、マスクつきのスペーサーを使うと、確実に吸入ができます。

吸入薬と吸入補助器具の組み合わせ

> お子さんの年齢や吸入に適したものを選びましょう

年齢	薬	スペーサー吸入補助器具
乳児	吸入液	家庭用電動ネブライザー（電動吸入器）＋マスク
	pMDI	マスクつきスペーサー
幼児	pMDI	マウスピースつき または マスクつきスペーサー
	吸入液	家庭用電動ネブライザー（電動吸入器）＋マウスピース または マスク
年長児	DPI	なし
	pMDI	マウスピースつきスペーサー
	吸入液	家庭用電動ネブライザー（電動吸入器）＋マウスピース

スペーサーのお手入れはどうするの？

　スペーサーの使用期限は、だいたい1年くらいです。吸入器といっしょに毎日使うものなので、次のポイントに注意して、定期的にメンテナンスを行いましょう。

▶**使う前に使用説明書をよく読みましょう**

　説明書を読んでわからないことなどがあれば、医師に相談しましょう。

▶静電気に注意を

スペーサーの内側に静電気が起こると、薬が器具にくっついてしまうので、吸入しにくくなります。静電気が起きないように気をつけましょう。

・使う前にスペーサーをこすらないようにします。
・スペーサーを洗うときは、食器用洗剤でつけおき洗いをし、自然乾燥させます。布でふいたりすると、スペーサーが静電気を帯びてしまうことがあります。

最近では、静電気が起こりにくく、食洗器でも洗える静電気防止タイプのスペーサーもあります。

▶洗ったあとはよく乾燥させてカビ防止を

スペーサーを洗ったら、日当たりのよい場所などで完全に乾燥させましょう。よく乾燥させないまま使うと、スペーサーのなかに薬がくっついて吸入効率が下がるほか、カビが発生する原因にもなってしまいます。

▶破損のチェックも忘れずに

多くのスペーサーはプラスチック製です。長い間使っているうちに、ひびが入ったり、破損することもあります。使う前によく確認しましょう。

肺の奥まで薬を届かせましょう

気管支の炎症を起こしている部分まで薬を送り込まないと、吸入の効果は得られません。肺の奥まで薬を届かせるイメージで吸い込みましょう。お子さんの年齢によって、次の点にも注意しましょう。

乳幼児

お子さんが泣いているときは、無理に吸入せず、泣きやんで落ち着くのを待ちます。泣いているときに吸入しても、薬のほとんどは肺の奥に届きませんし、吸入が大きな苦痛になって「吸入嫌い」になってしまうこともあります。

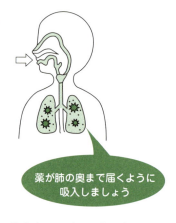

薬が肺の奥まで届くように吸入しましょう

また、吸入はお子さんが起きているときに行います。眠っているときにマスクをあてて吸入をしても、睡眠時の呼吸は浅いので、肺の奥まで薬が届かないからです。

年長児

お子さんが自分で吸入するようになったら、正しく吸入できているか、ときどきチェックしてあげましょう。しっかりと息を吐ききってから、肺の奥まで薬が届くように深く息を吸い込むのが正しい吸入です。

 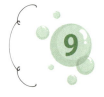 家庭用電動ネブライザー

家庭用電動ネブライザーはどういうときに使うの？

pMDI（加圧噴霧式定量吸入器）やDPI（ドライパウダー式定量吸入器）が基本ですが、これらの器具では吸入がうまくできない乳幼児の場

第5章 パパ、ママができる！発作に備えるケア

合は、家庭用電動ネブライザーを使用するという方法もあります。医療機関によってはこちらをすすめられることもあります。

また、ぜんそくが重度であったり、コントロールの状態がよくなかったりする場合に、病院の吸入器を使うための通院の負担を減らす目的で患者さんが購入することもあるようです。

病院で使うネブライザーは大型の装置ですが、家庭用電動ネブライザーは卓上サイズで、電池で動く携帯用の超小型のものも市販されています。

家庭用電動ネブライザーのメリット、デメリットは？

パルミコートの吸入をする赤ちゃんに使用

家庭用電動ネブライザーで使われる薬は、コントローラー（長期管理薬）であるパルミコート懸濁液（吸入ステロイド薬）やインタール（抗アレルギー薬）、リリーバー（発作止めの薬）である短時間作用性 β_2 刺激薬（メプチンやベネトリン液など）です。

とくに、パルミコートの吸入薬を使う場合の選択肢は、学童期以降しか使えないDPIと、家庭用電動ネブライザーを使う懸濁液の2つなので、乳幼児の吸入には家庭用電動ネブライザーが必要になります。

吸入のコツを身につけよう

リリーバー（発作止めの薬）はたまに使うだけですが、コントローラー（長期管理薬）は発作がないときでも毎日吸入する必要があります。うまく吸入できるようにしましょう。たとえば、乳幼児は家庭用電動ネブライザーを使うときにマスクをつけます。マスクで鼻と口をおおうと、

お子さんは自然な呼吸で吸入ができるからです。マスクを強く押しつけすぎないように注意しながら、顔にぴったりつけるようにしましょう。

お子さんが確実に吸入できる環境をつくろう

家庭用電動ネブライザーを使う吸入には、5〜10分かかります。その間、お子さんが確実に吸入できるよう、落ち着いた環境をつくってあげましょう。

家庭用電動ネブライザーの種類と特徴

	おもな長所	自然な呼吸で吸入できるので、乳幼児を含めたすべての年齢層で使用可能、確実に吸入できる、薬液量の調整が容易		
	おもな短所	大型で高価、1回の吸入に時間がかかる、薬の種類が限定される、多くは電源が必要、使用時の音が比較的大きい		
		おもな長所	おもな短所	おもなコントローラー（長期管理薬）
家庭用電動ネブライザー	ジェット式	耐久性がある、比較的安価	音が大きい、比較的大型	インタール パルミコート懸濁液
	メッシュ式	音が小さい、軽量で小型、少量の薬液でも使用できる	機種が限られる、メッシュの耐久性が低い、ジェット式に比べてやや高価	インタール パルミコート懸濁液
	超音波式	大量の噴霧が可能、音が小さい	少量の噴霧には不適、水分を多く吸い込む、大型、器械の熱で薬の濃度変化などの問題がある	インタール

発作を起こしやすい赤ちゃんのいる家庭に安心

　発作を起こしやすい乳児のいる家庭では、家庭用電動ネブライザーがあれば救急外来に行かなくても、自宅でリリーバーを吸入できます。ただ、発作が頻繁に起きているときは、早めに病院に行くことが大事です。

pMDIより高価ですが、ネット通販では安価なものも

　家庭用電動ネブライザーの価格は種類によって違いますが、だいたい1～3万円です。健康保険が適用されないので、自費で購入することになります。一方、pMDIは、3000円ぐらいで買えるスペーサー（吸入補助器具　P.129～131）をつけて吸入すれば同じ効果を得られて、家庭用電動ネブライザーより早く吸入が終わります。

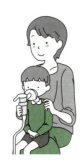

　家庭用電動ネブライザーはpMDIに比べて高いのですが、ネット通販などでは比較的安価なものもあります。購入前に製品について詳しく調

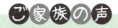

2つの機種を比較し、音の静かな家庭用電動ネブライザーを購入

2歳になる息子が家庭用電動ネブライザーで吸入しています。かかりつけのクリニックで、試用で2種類の機械を借りられました。ひとつは電源を使う卓上タイプ、もうひとつは電池でも動く携帯タイプ。うちでは、音が静かな携帯タイプを選びました。吸入のしかたはクリニックで指導してもらいました。

べましょう。入手方法は、病院でレンタルする、病院でメーカーをあっせんしてもらう、ネットで購入する、などが多いようです。

　家庭用電動ネブライザーを使うのであれば、こうした特徴や134ページの表も参考にし、医師と相談してお子さんに合ったものを選びましょう。

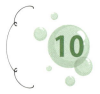 10　家庭用電動ネブライザーを使った吸入法

　家庭用電動ネブライザー（電動吸入器）による吸入は、通常はマウスピースを使います。マウスピースをくわえられない乳幼児や、使うと唾液が出てしまう子は、マスクを使って吸入します。

乳幼児──マスクを使って吸入する場合

① 1回分の吸入液を取り出し、よく振って薬を混ぜてから家庭用電動ネブライザーのボトルに入れ、スイッチを入れて薬が噴射されることを確認します。
② 薬の液が漏れないように（効率よく吸入するために）、マスクをお子さんの顔にしっかりと密着させます。ただし、無理に強く押しつけないように注意しましょう。
③ お子さんが自然に数回呼吸するのを確かめ

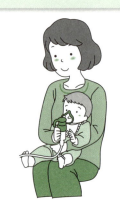

てから吸入を始めます。ゆっくりと静かに呼吸しながら薬を吸わせるようにしましょう。

④ 吸入中は、マスクが顔に密着しているか注意しましょう。泣くと気管支まで十分に薬が届かなくなるので、お子さんが泣かないように心がけましょう。

⑤ ステロイド薬を吸入したあとは、顔についた薬の液をタオルなどでふき取り、うがいをさせて口に残った薬を洗い流します。うがいができない場合は水を飲ませましょう。

年長児──マウスピースを使って吸入する場合

① マスクを使う場合の①と同様の準備をします。

② お子さんにマウスピースをくわえさせます。きちんとくわえているか、マウスピースが下向きになっていないかに注意しましょう。

③ ゆっくりと口呼吸で薬を吸わせます。鼻呼吸になる子はノーズクリップ（鼻呼吸を止めるためのクリップ）を使いましょう。

④ 吸入中は、唾液が家庭用電動ネブライザーのなかに逆流しないよう注意し、ときどき唾液をティッシュなどに吐き出させて逆流を防ぎます。口呼吸ができているかにも注意しましょう。

⑤ ステロイド薬を吸入したあとの処置は、マスクを使う場合の⑤と同様です。

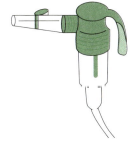

家庭用電動ネブライザーによる吸入は時間がかかるので、本を読んであげたり、いっしょにDVDを観たりしながら、お子さんが落ち着いて吸入できるようにしましょう。

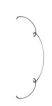

11 吸入を無理なく続けるために

子どもは吸入を嫌がることもあります。毎日続けていくには、「吸入は楽しい時間」と思ってもらうことが大切です。お子さんの年齢や性格に応じた工夫をしていきましょう。

乳幼児を「その気にさせる」工夫とは？

①はじめての吸入はお子さんが興味をもつような演出を

親が楽しそうに吸入のまねをして見せると、子どもは興味をもちます。たとえば、テレビの戦隊ものが好きなお子さんなら、パパやママが吸入のマスクを口にあてて、「こちら○○戦隊、応答せよ」と言ってみるなど、「自分もやりたいな」と思わせる演出をしてみましょう。

②吸入を「楽しい時間」にしましょう

吸入の間は、お子さんを膝の上に抱いてあげる、絵本を読んであげる、お子さんの好きなDVDをいっしょに観る、好きな歌をうたってあげる、家庭用電動ネブライザー（電動吸入器）やスペーサー（吸入補助器具）にお気に入りの絵や飾りをつけるなど、吸入が「楽しい時間」になるように工夫しましょう。

③うまく吸えたら、ほめて自信をもたせましょう

うまく吸えたら、いっぱいほめてあげましょう。子どもにとって、親の笑顔にまさるごほうびはありません。

また、うまく吸入ができた日にはカレンダーにお子さんの好きなシー

ルを貼っていき、「すごい、こんなにシールが増えたね」とほめてあげましょう。ほかにも、お手製のメダル（折り紙やリボンなど身近な材料を使ったもの）をかけてあげて、「○○ちゃんは吸入が得意ね」と声をかけてあげたりすると励みになるかもしれません。

大きくなったら治療意欲を高める工夫を

　ぜんそく治療は自己管理が重要です。意欲を高めるために、自分で吸入できたら、たくさんほめてあげましょう。

　また、「元気なときも吸入する理由」を説明してあげることも大切です。お子さんは発作で苦しい思いを経験しているので、「吸入を毎日続けると、ちょっとしたことでは発作が起こりにくくなるよ」と話せば、年齢なりに吸入の必要性を納得し、治療意欲をもちます。

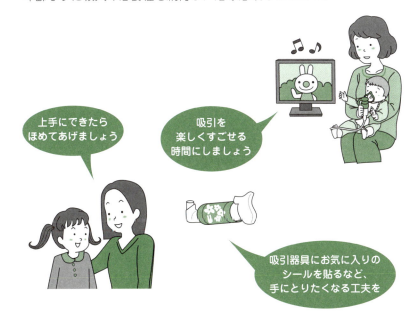

上手にできたらほめてあげましょう

吸引を楽しくすごせる時間にしましょう

吸引器具にお気に入りのシールを貼るなど、手にとりたくなる工夫を

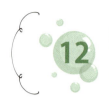

12 強い発作にはどう対応すればいいの？

吸入薬の種類と使い方——リリーバー

ぜんそくの発作が起きたとき、吸入が上手にできると、苦しい症状は早くおさまります。

発作止めにはリリーバーを使います。最もよく使われるのは、短時間作用性β_2刺激薬の吸入薬です。たとえば、DPI「タービュヘイラー」を使った吸入では、以下の表のような吸入薬がよく使われます。

DPI「タービュヘイラー」を使う場合

吸入液 (薬剤名)	pMDI (加圧噴霧式定量吸入器) (薬剤名)	DPI (ドライパウダー定量噴霧器) (薬剤名)
ベネトリン	サルタノール	メプチン
メプチン	アイロミール	
アスプール	メプチン	

これらはすぐに効果があらわれるのが特徴です。薬の量、吸入の回数、間隔などは、医師の指示に従いましょう。

発作止めの薬をくり返し使って受診をしないでいると、最悪の場合、命にかかわるケースもあります。強い発作のサインがみられたら、すぐに病院へ行きましょう。

強い発作のサイン

強い発作のサインには、次のような症状があります。
- 息を吸うたびに小鼻が開く、胸がペコペコへこむ。
- 横になれない、前かがみになる。
- 脈拍が非常に速い、くちびるや爪の色が白っぽいか青や紫色になっている（チアノーゼ）。
- ボーッとしている、意識がはっきりしない、ぐったりしている。
- 眠れない、歩けない、話せない。
- 極度に興奮する、暴れる（発作の苦しさでパニックになっている状態）。

発作の強さと受診の見きわめは39〜43ページも参考にしてください。ときには救急車を呼ぶことも必要です。いざというとき適切に対応できるよう、医師に相談して、発作時の対応を次ページの「喘息個別対応プラン」に書いてもらいましょう。

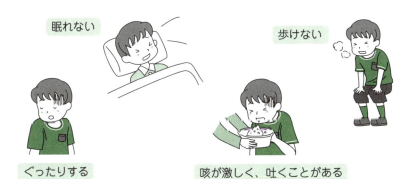

喘息個別対応プラン　　　記入例

- ■ 名前 ●●●●　　■ カルテ番号 ●●●●
- ■ 病院・診療科名 ●●●●　（電話番号 ●●●●　）■ 担当医名 ●●●●

安全ゾーン → 日頃から環境整備を心がけ、下記の予防薬を毎日使う

下記のすべてがあてはまる
- 苦しくない
- 咳がない
- ゼーゼーしていない
- (　　)≦ピークフロー値

予防の薬	使用方法
パルミコート 200 μg タービュヘイラー	朝1吸入・夜1吸入
セレベント 50 μg ディスカス	朝1吸入・夜1吸入
テオドール錠 100 mg	朝2錠・夜2錠
コメント	

カゼのひき始め

コメント
　鼻水や咳だけの場合でも、3〜4日で治まらないようなら受診してください。

警告ゾーン1（小発作以下）→ 安全ゾーンの薬に、下記の発作時薬を追加

下記のいずれかがあてはまる
- 咳こみが強い
- 少しゼーゼーしている
- 少し息が苦しい
- (　　)<ピークフロー値<(　　)

※安全ゾーンの状態を数日間維持できたら、発作時薬は中止する。
※一度改善しても、上記の症状を繰り返すときは、早めに受診すること。

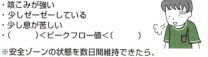

発作時薬	使用方法
パルミコート 200 μg タービュヘイラー	朝2吸入・夜2吸入
セレベント 50 μg ディスカス	朝1吸入・夜1吸入
テオドール錠 100 mg	朝2錠・夜2錠
コメント 警告ゾーンが続いたらプレドニン錠5mgを服用（朝1錠、昼1錠、夜4錠）	

警告ゾーン2（中発作）→ 警告ゾーン1の治療で、症状の改善がなければ受診

下記のいずれかがあてはまる
- はっきりとゼーゼーしている
- 息が苦しい
- 苦しくて時々目を覚ます
- ろっ骨がみえる息をする
- (　　)≦ピークフロー値≦(　　)

※発作時の薬の治療効果が不十分な場合、(　　)の吸入を1〜2時間後に行い、それでも改善しなければ受診する。

危険ゾーン（大発作）→ 警告ゾーン1の治療を行い、ただちに受診！！

下記のいずれかがあてはまる
- 息が非常に苦しい
  （歩けない・話せない・横になれない・食事ができない）
- 著明にろっ骨が見える息をする
- ピークフロー値<(　　)

☆呼びかけに対する反応が悪いときは、救急車を呼びます

（日本小児アレルギー学会『小児気管支喘息治療・管理ガイドライン2012』掲載の書式を引用し、記入例を記載）

第5章 パパ、ママができる！発作に備えるケア

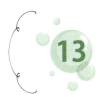

13 入院はどんなときに必要なの？

　発作が起きて病院を受診したとき、大発作であれば入院治療が必要です。また、外来で治療をしても症状がおさまらない場合や悪化した場合、肺炎などの合併症がある場合も、入院治療となります。入院期間は、気管支の炎症が重症であるほど長くなります。

　たとえば、コントローラー（長期管理薬）を十分に使っているのに発作を何回も起こす場合や、軽いカゼをひいただけで重い発作を起こす場合などです。

発作をくり返す場合は「教育入院」が必要なことも

　発作が起きたときにする入院は「発作入院」といい、症状が十分におさまり、呼吸数などが安定すれば退院となります。

　このほかに、「教育入院」というものもあります。教育入院になるケースには、次のようなケースがあります。
- 正しく薬を使えないために、発作をくり返している場合。
- 家庭でダニなどのアレルゲンがよく取り除かれていないために、発作が起きている場合。

　教育入院の目的は、こうした問題点をあらためて見直し、自己管理をうまく行えるようにすることです。

　そのため、患者さんには発作のない状態で2週間ぐらい、ぜんそくの専門施設に入院し、正しい吸入のしかたや、医師の指示通りにコントロ

ーラーを定期的に使うことの重要性を学びます。その間に、家庭では環境整備（ダニやホコリの除去、寝具の防ダニ処理、ペットを手放すか室外で飼うなど）をします。環境をしっかり整えて、発作を起こさないようにしましょう。

　ぜんそくは、発作の治療だけでなく、ふだんからのコントロールと環境整備が大切なのです。

　病院によっては、小児ぜんそくの患者さん（おもに小学生）に検査と教育をかねて2〜4日間入院してもらい、ぜんそくの重症度を調べるとともに、適切なコントロール法を身につけてもらうプログラムを実施しているところもあります。

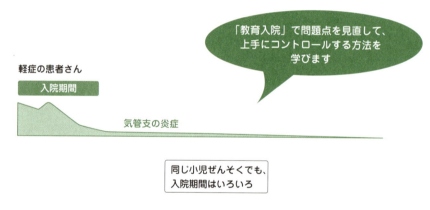

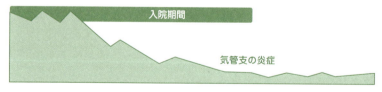

（大矢幸弘編著『〈国立成育医療センターBookシリーズ〉こどものアレルギー　アトピー性皮膚炎・食物アレルギー・ぜんそく』、五十嵐隆監修、メディカルトリビューン、2013年より作成）

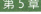

> **ご家族の声**
>
> **教育入院で発作を減らした**
>
> 現在9歳の息子は、1歳のときからぜんそくで何度も入院を経験しています。病院の先生方ともももはや顔なじみに……。小学2年生のときに入院した際、新しく担当になった先生に「もう一度対策を見直してみましょう」と教育入院をすすめられました。あらためてできることはないか家族全員で検討し、薬の使い方や、掃除の方法など改善点を整理して取り組みました。3年生になった今年は、まだ一度も入院していません。

14 災害時の備えはどうすればいいの？

　災害時には環境が悪化して発作が起こりやすくなるので、次の点に注意しましょう。

非常持ち出し品を用意しておく

　東日本大震災以来、災害に対する備えが重視されるようになりました。ぜんそくの患者さんは、災害時にはさらにぜんそくのコントロールが難しくなることがあります。

　いざというときのために、お子さんの治療薬や治療器具などをすぐに持ち出せるように準備しておきましょう。

ぜんそくのお子さん用の非常持ち出し品チェックリスト

用意するもの			チェック欄
ぜんそく治療に必要なもの	ぜんそくの薬[*1]	コントローラー（長期管理薬）	
		リリーバー（発作止めの薬）	
	吸入器、吸入補助器具など	pMDI（加圧噴霧式定量吸入器）	
		DPI（ドライパウダー定量噴霧器）	
		家庭用電動ネブライザー[*2]	
		スペーサー（吸入補助器具）	
		吸入器、吸入補助器具の使い方を書いた紙[*3]	
	薬や医療機関に関する書類	病状や薬について書いた紙[*4]	
		保険証、医療証のコピー	
		おくすり手帳のコピー	
		主治医の連絡先を書いた紙[*5]	
他のアレルギーがある場合	アトピー性皮膚炎	塗り薬	
		ふだん使っているせっけん	
	食物アレルギー	飲み薬	
		エピペン®（アナフィラキシーが起きたときに使う自己注射薬）	
		食物アレルギー対応の食糧やミルクなど	

用意するもの		チェック欄	用意するもの		チェック欄
その他の医薬品（お子さんの体質に合うもの）	胃腸薬		あると助けになるもの	マスク[*6]	
	カゼ薬			ティッシュペーパー	
	解熱鎮痛薬			ウェットティッシュ	
	傷薬、消毒薬			紙コップ	
	ばんそうこう			ミネラルウォーター	
	体温計			あめ、ガム	
				ビニールシート	
				タオル	
				安全ピン	
				防寒着	

[*1] 予備も含めて、3日～1週間分は用意します。
[*2] 災害時には、停電や電源が近くにないなどの理由で家庭用電動ネブライザーが使えないかもしれないので、専用のバッテリーや電池で動くネブライザーも用意しておきます。
[*3] 保護者がいないときに、周囲の大人に助けを求められるように、図とともに使い方を書いた紙をいっしょに入れておきます。
[*4] すぐにいつもの医療機関にかかれるとは限らないので、病状・使用している薬剤名・1日の使用量を正しく書いた紙を入れておきます。
[*5] かかりつけの医療機関の名前・住所・簡単な地図・電話番号・主治医の名前を書いておきます。
[*6] 防塵マスク、不織布製のマスクを用意します。

第 5 章 パパ、ママができる！発作に備えるケア

災害時の発作に備える

①避難所に入ったら、ぜんそくの子どもがいることを、係の人に必ず伝えましょう。次の②については、医師に相談してください。

②コントローラー（長期管理薬）を毎日続けましょう。家庭用電動ネブライザーが使えないときは、pMDIにスペーサーをつけて吸入します。スペーサーがないときは、紙コップの底に穴をあけてpMDIにつけると、スペーサーの代わりになります。

③発作を引き起こすものを、できるだけ避けましょう。

- 避難所の布団を使うときは、ダニやホコリをできるだけ吸い込まないようにしましょう。顔が触れるところに清潔なビニールシートとタオルを重ねたものをあてると、ダニやホコリを多少は減らせるでしょう。
- 蚊取り線香、たき火、タバコの煙などを吸い込まないようにしましょう。
- がれきや動物に近づかないようにして、避けられない場合は必ずマスクをしましょう。

④発作が起きたときは落ち着いて対処しましょう。

- リリーバー（発作止めの薬）が手元にないときは、医師に処方してもらいましょう。

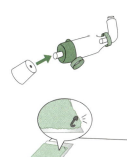
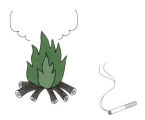
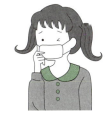

- お子さんが発作を起こしたら、まず水を飲ませ、息をゆっくり深くするように声をかけてあげます。リリーバーを使い、何かにもたれかかる姿勢をとらせて（膝の上に抱くなど）休ませてください。
- それでも苦しくて何度も目をさます、座り込んで苦しそうにしている、などの症状があるときは、救急の受診が必要です。
- 発作を起こしそうで、手元に薬がなく、医療機関にかかることもできない場合は、あめやガムを口に入れたり、水を飲んだりすることで症状が軽くなることがあります。しかし、これらはあくまでも緊急時の対応です。

まとめ

- 吸入薬にはいろいろな種類があり、お子さんの年齢や重症度などを考えて使用します。
- 吸入器には、定量式吸入器（加圧噴霧式＝pMDI、ドライパウダー＝DPI）とネブライザー（ジェット式、メッシュ式、超音波式）があります。
- 吸入器の特徴はそれぞれ異なるので、使用説明書をよく読み、医師の指示に従って使いましょう。
- 家庭用電動ネブライザーは、必要な場合に使用します。
- 吸入がうまくできない小さな子には、吸入補助器具（マスク、マウスピース、スペーサー）を使います。
- 吸入が楽しい時間になるように工夫して、お子さんがうまくできたらたくさんほめてあげましょう。
- 重い発作や合併症があるときは入院治療が必要です。発作をくり返すお子さんは、「教育入院」が必要になることもあります。
- 災害時に備えて治療薬や治療器具を持ち出せるように用意しておきましょう。
- 避難先でのアレルゲンの避け方や、発作が起きたときの対処法も考えておきましょう。

第6章 子どもの成長とぜんそく

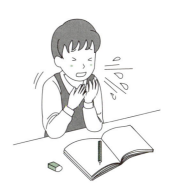

1 成人ぜんそくに移行させないためには？

　小児ぜんそくの患者さんの男女比は、約1.5対1で男子のほうが多いのですが、15歳を過ぎたころにはほぼ1対1となり、25歳を過ぎると女性のほうが少し多くなります。

思春期は重要な時期

　小児ぜんそくの60～70％は、思春期（12～21歳ごろ）には、薬を使わなくても長期間まったく発作が出ない状態（寛解）になります。また、思春期に発作が多く起こると、成人まで持ち越してしまう可能性が高くなります。ですから思春期のうちに徹底的に治療をし、自己管理をしっかり行うための指導をして、ぜんそくを完全に治すことが重要です。
　お子さんが成長するにつれて、ぜんそくの症状が長期間あらわれなくなっても、定期的に医師の診断を受け続けるようにしましょう。

管理を続けていくことが大切

　思春期は、肉体的にも精神的にも、子どもから大人へと大きく成長する時期であり、ぜんそく治療の管理を、親から子へとスイッチするのによい時期です。
　「吸入をしなさい」「ピークフローを測りなさい」と親に言われなくても、思春期になれば、自分できちんとコントロールしていけるようにな

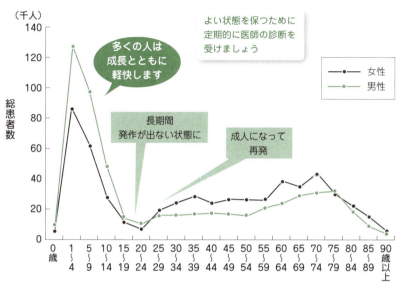

図6-1 ぜんそくの患者数（年齢別、男女別）

（「平成17年度厚生労働省患者調査」より引用）

ります。

その一方で、学校の勉強や部活動、塾や習い事、受験などで生活が忙しくなってくるために、受診する時間がなかなかとれないということもあります。コントローラーの使用、ピークフロー測定、ぜんそく日記をつけるのもついつい忘れがちになり、通院や治療を中断してしまうなど、治療意欲が低下してしまう患者さんもいます。

また、タバコを吸いはじめたり、生活が乱れたりして、ぜんそくを悪化させてしまうこともあります。

こうした問題が起こらないようにするためには、小さいころからお子さんとよく話し合いながら正しい知識を共有し、「きちんと続けていれ

ばぜんそくは治る！」という治療への意欲を保つようにしていくことが大切です。

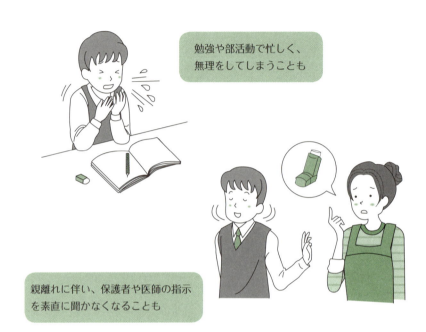

勉強や部活動で忙しく、無理をしてしまうことも

親離れに伴い、保護者や医師の指示を素直に聞かなくなることも

ステロイド薬を使ってもいいの?

　ステロイド薬と聞くと、副作用を連想する人も少なくありません。しかし、吸入ステロイド薬は基本的に非常に少ない量で効果を発揮する薬です。肺に届いた薬剤は、ごくわずかな量が血液のなかに入って全身をめぐりますが、その影響はほとんどありません。

　吸入ステロイド薬は、指示された方法を守って使うことが大切です。

　吸入のあとには口のなかに薬剤が残るので、うがいをして洗い流します。ごく微量の薬剤は胃のなかに入ります。吸入後に水を飲んだときも同じです。それらは、胃や腸で消化・吸収され、肝臓で分解されて、体の外に出されます。ですから、成長への影響はまずありません。

　このようなしくみを理解し、安心して吸入ステロイド薬を使ってください。

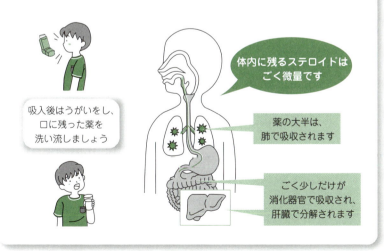

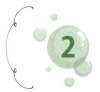

2 保育所や幼稚園で、どんなことに注意すればいいの？

　保育所や幼稚園でもぜんそくのコントロールが必要です。次のようなことに注意して、コントロールを保ちましょう。
- 保護者から離れたところで発作が起きるかもしれないこと。
- 園で動物を飼っていたり、お昼寝の寝具が共用だったりするなど、発作を引き起こす原因になるものがいろいろとあること。
- 運動会、遠足（とくに動物園）、お泊り保育、花火大会など、ぜんそくの子が注意しなければならない行事が多くあること。

　こうしたリスクを避けるための工夫を、以下に紹介します。安心して集団生活を送れるように、まず、お子さんがぜんそくであることを園にきちんと伝えておきましょう。

園との連絡を密にしましょう

　保育所や幼稚園では、先生方にお子さんの観察や発作への対応をお願いすることになります。園がどこまで対応してくれるのかを確認し、どんなときに発作が起こりやすいか、どのような症状が出るか、薬の使い方などを、文書で園に伝えましょう。

　こうした情報を伝えるツールとして、厚生労働省が作成した「保育所におけるアレルギー疾患生活管理指導表」があります。そのなかには、「保育所での生活上の留意点」として、
- 発作時にどういう対応をしてほしいか

第6章 子どもの成長とぜんそく

- 保育所での生活上の留意点
  （寝具に防ダニシーツが必要か、食物アレルギーへの留意が必要か、動物への接触を避けるか、外遊びや運動に対する配慮が必要か）
- アレルギー性鼻炎の子の場合、屋外活動に管理が必要か
- 緊急連絡先やかかりつけの医療機関名、医師名
  などを書き込めるようになっています。

　この指導表は、厚生労働省のホームページからダウンロードすることができます。園での生活に特別な注意が必要な場合は、主治医に記入してもらい、園に提出しましょう（162～165ページをご参照ください。「学校生活上の留意点」以外は、園でも学校でも基本的にはほぼ同様の内容です）。

　お子さんの症状は成長とともに変化するので、この指導表は毎年更新するのが基本です。また、指導表の作成は健康保険が適用外なので、医療機関の窓口で「文書料」などの費用を支払う場合があります。

　「保育所におけるアレルギー疾患生活管理指導表」のほかに、図6-2のような「連絡票」をパパ、ママが書くという方法もあります。お子さん

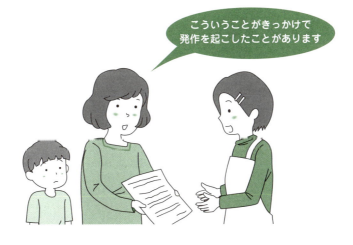

こういうことがきっかけで発作を起こしたことがあります

記入例

図6-2　保育所などに渡す「連絡票」の例

ぜんそくについて　　　　　　　　　　　氏名：○○ ○○

園で気をつけてもらいたいこと

■ 発作の起きたときの対応の方法

咳がいつもより少し多いようです。もしゼーゼーしてきたら、椅子に座らせて水を多めに飲ませ、携帯電話へ連絡をお願いします。
迎えに行くまでの間に咳きこみがひどくなったら、かばんのなかにある発作止めの薬を飲ませてください。
ぐったりしたり、くちびるが青くなっていたら、すぐに病院へ連れていっていただくようお願いいたします。

■ 運動・遊び（運動誘発ぜんそくがある場合の対応）

急に走ったりすると発作が起きることがあります。もし発作が起きたら、少し休ませて水を飲ませてください。普通は30分ほどでよくなります。

■ 薬について

「発作止め」と書いた袋に薬が入っています。「メプチン」という錠剤です。発作が起きたときは1錠飲ませてください。

■ 日中の連絡先

　（自宅）　　　勤務先　　　（携帯電話）　　　その他

緊急時に連絡、受診する医療機関	
①医療機関	②医療機関
電話番号	
住所	
担当医	
診察券番号	

ポイント
- 発作が起きたとき先生にしてもらいたいことを、発作の程度に応じて整理して書くようにしましょう。
- 迎えに行くまでの間に病院へ連れていってもらう可能性もあることを伝えておきましょう。
- ふだんからリリーバーの場所がすぐわかるようにしておき、薬の名前、1回に使う量も書いておきましょう。

に気になる症状があるときや、発作時に対応してもらいたいこと、使用する薬、運動や遊びに関する注意点、保護者の連絡先、緊急時に受診する医療機関の連絡先と担当医名などを紙に書いて先生に渡すというやり方です。

園に頼んでおくことは？

環境整備

　動物を飼っている園では、お子さんが動物に近づいたり触ったりしないように気を配ってもらうよう頼んでおきましょう。

　お昼寝の寝具が共用の場合は、防ダニシーツを持ち込んで使用することを許可してもらいましょう。

　また、どんなに園内の掃除がゆきとどいていても、園児たちが動き回れば、チリやホコリが舞い上がります。ホコリが舞う環境での活動はできるかぎり避けたいことなどをお願いしましょう。

行事への参加

　保育所や幼稚園は集団生活の場であり、ぜんそくへの対応には限界があるので、できるだけ家庭のほうが合わせるのが普通です。

　まずは、ぜんそくという病気について園に説明し、理解をしてもらったうえで、お子さんが参加しやすい行事があるかどうか、工夫すれば参加できるかどうかなど、園に相談にのってもらいましょう。

　お子さんが園でたびたび発作を起こすようなら、どうすれば発作が起きないようにできるかを、園の先生と相談してみましょう。

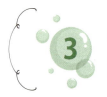

3 小学校では、どんなことに注意すればいいの？

　小学校に入学するころには、体も丈夫になって、治療や検査も踏み込んだことができるようになります。

　でも、まわりの子と比べて、「どうして体育や運動会を見学しなきゃいけないの？」「なぜ飼育係になってはいけないの？」など、お子さんが疑問をもつことも。発作を防ぐためにどういうことが必要なのか、お子さんといっしょに話し合いましょう。

　また、小学生になるとさまざまな校外活動もあって、行動範囲が広がるため、学校外で発作を起こすことも考えられます。

　学校や主治医としっかりと連絡をとり、学校の内外で発作が起きたときの対策を相談しましょう。

安心して学校生活を送るための注意点

　学校内の日常の活動では、次ページの表のようなことに注意しましょう。この表をお子さんといっしょに見ながら、学校で発作を起こさないための工夫や、発作が起きたときにどうすればよいかを、あらかじめ話し合っておくことが大切です。

　また、発作予防のための定期的な受診などによって、遅刻や早退、欠席が必要になることもあります。勉強や部活動、塾や習い事などでお子さんの生活も忙しくなり、友達との対人関係も幼児期より複雑になるので、安定しているときには、できるだけ日常生活を制限しなくてすむよ

第6章 子どもの成長とぜんそく

校内活動での注意点

校内活動	注意点
教室の座席	黒板のチョークの粉、冷暖房機の風など
体育の授業	運動誘発ぜんそく、マット運動・跳び箱はとくにホコリを吸い込みやすい
運動会・マラソン大会・スポーツテストなど	運動誘発ぜんそく、砂ボコリを吸い込みやすい、タイムや成績を競うスポーツは無理をしてしまいがち
給食	食物アレルギー
掃除	ホコリを吸い込みやすい
部活動	激しい運動をするものもある
動物	学校内、教室内で飼っている毛や羽のある動物

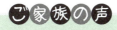

掃除のときはマスクを

小学校入学直後、息子が教室の掃除中に発作を起こしました。入学の際、「学校生活管理指導表（P.162〜165）」をもとに先生方と話し合い、掃除のときはマスクをすることにしていたのですが、つい忘れてしまったようです。
先生に再度相談し「お掃除のときマスクをつけたら、先生に見せにいこうね」と息子に話してあげました。

うな通院方法を工夫することも必要です。

　登校前に発作が起きた場合は、自宅で発作止めの薬を吸入または内服したり、近所の病院で治療を受けたりして症状がおさまれば、登校できることもあります。

　登校させるかどうかは、お子さんの重症度と、そのときどきの発作のパターンで決めることになります。無理は禁物ですが、お子さん自身が「学校に行ける」と判断するなら、できるだけその意思を尊重してあげたいものです。

担任や養護の先生との連絡・相談を

　財団法人日本学校保健会では、「学校生活管理指導表（アレルギー疾患用）（P.162～165）」を用意しています。学校生活でアレルギー疾患への対応が必要な場合は、次の手順でこの指導表を学校に提出し、担任や養護の先生と学校生活について相談するようにしましょう。

①入学前の健康診断や入学説明会のときなどに、お子さんがぜんそくであることを学校に伝え、「学校生活管理指導表（アレルギー疾患用）」をもらいます。日本学校保健会のホームページからもダウンロードできます。

②主治医に、この指導表に記入してもらいます。健康保険適用外なので文書を作成するための費用がかかる場合があります。

　・お子さんがぜんそくの場合：指導表のなかに、「学校生活の留意点」として、運動（体育、部活動）、動物との接触やホコリの舞う環境での活動、宿泊を伴う校外活動などに管理が必要かどうか、発作時にしてほしい対応などを記入してもらいます。

　・ぜんそくのほかにアレルギー疾患がある場合：アトピー性皮膚炎、

アレルギー性結膜炎、食物アレルギー・アナフィラキシー、アレルギー性鼻炎についても、「学校生活の留意点」や発作時にしてほしい対応などを書き込めるようになっているので、記入してもらいます。

・いずれの場合も、かかりつけの医療機関名、医師名を記入してもらいます。

③保護者の連絡先を記入し、学校に提出します。提出は年1回です。

また、図6-2（P.156）のような連絡票をつくって学校に提出する方法もあります。

いずれの場合でも、文書の内容について、担任や養護の先生と面談し、お子さんの状態についてよく理解してもらい、協力していただくように依頼するといいでしょう。

図6-3-1、6-3-2（P.162～165）
「学校生活管理指導表（アレルギー疾患用）」の見方

❶ それぞれのアレルギー疾患について、「あり」「なし」のどちらかに○をつけます。

❷ 「あり」の場合は、詳しい内容を主治医が記入します。

❸ 学校生活で配慮や管理が必要かどうか、何に留意すればいいかを主治医が記入します。

❹ 気管支ぜんそく、食物アレルギー、アナフィラキシーが「あり」の場合は、緊急の場合に備えて、保護者と医療機関の連絡先を記入します。

❺ 指導表に記入した情報を、教職員全員で共有することに同意するかどうかを記入します。

| 名前_____ 男・女 平成___年___月___日生(___歳) |

気管支ぜん息（あり・なし）	病型・治療		
	A. 重症度分類（発作型） 　1. 間欠型 　2. 軽症持続型 　3. 中等症持続型 　4. 重症持続型 B-1. 長期管理薬（吸入薬） 　1. ステロイド吸入薬 　2. 長時間作用性吸入ベータ刺激薬 　3. 吸入抗アレルギー薬 　　（例「インタール®」） 　4. その他 　　（　　　　　　　　） B-2. 長期管理薬 　　（内服薬・貼付薬） 　1. テオフィリン徐放製剤 　2. ロイコトリエン受容体拮抗薬 　3. ベータ刺激内服薬・貼付薬 　4. その他 　　（　　　　　　　　）	C. 急性発作治療薬 　1. ベータ刺激薬吸入 　2. ベータ刺激薬内服 D. 急性発作時の対応（自由記載）	A. 運動（体育・部活動等） 　1. 管理不要 　2. 保護者と相談し決定 　3. 強い運動は不可 B. 動物との接触やホコリ… 　1. 配慮不要 　2. 保護者と相談し決定 　3. 動物へのアレルギーが 　　動物名（ C. 宿泊を伴う校外活動 　1. 配慮不要 　2. 保護者と相談し決定 D. その他の配慮・管理事項

アトピー性皮膚炎（あり・なし）	病型・治療		
	A. 重症度のめやす（厚生労働科学研究班） 　1. 軽症：面積に関わらず、軽度の皮疹のみみられる。 　2. 中等症：強い炎症を伴う皮疹が体表面積の10％未満にみられる。 　3. 重症：強い炎症を伴う皮疹が体表面積の10％以上、30％未満にみられる。 　4. 最重症：強い炎症を伴う皮疹が体表面積の30％以上にみられる。 ※軽度の皮疹：軽度の紅斑、乾燥、落屑主体の病変 ※強い炎症を伴う皮疹：紅斑、丘疹、びらん、漫潤、苔癬化などを伴う病変 B-1. 常用する外用薬 　1. ステロイド軟膏 　2. タクロリムス軟膏 　　（例「プロトピック®」） 　3. 保湿剤 　4. その他（　　　　）	B-2. 常用する内服薬 　1. 抗ヒスタミン薬 　2. その他 　[C. 食物アレルギー 　の合併 　1. あり 　2. なし	A. プール指導及び長時間… 　紫外線下での活動 　1. 管理不要 　2. 保護者と相談し決定 B. 動物との接触 　1. 配慮不要 　2. 保護者と相談し決定 　3. 動物へのアレルギーが 　　不可 　　動物名[

アレルギー性結膜炎（あり・なし）	病型・治療		
	A. 病型 　1. 通年性アレルギー性結膜炎 　2. 季節性アレルギー性結膜炎（花粉症） 　3. 春季カタル 　4. アトピー性角結膜炎 　5. その他（　　　　　　　　　　） B. 治療 　1. 抗アレルギー点眼薬 　2. ステロイド点眼薬 　3. 免疫抑制点眼薬 　4. その他（　　　　　　　　　　）		A. プール指導 　1. 管理不要 　2. 保護者と相談し決定 　3. プールへの入水不可 B. 屋外活動 　1. 管理不要 　2. 保護者と相談し決定 C. その他の配慮・管理事項

表　学校生活管理指導表（アレルギー疾患用）

㈶日本学校保健会　作成

図6-3-1　学校生活管理指導表（アレルギー疾患用）（表）

第6章 子どもの成長とぜんそく

_____ 学校 ___年___組 提出日 平成 ___年___月___日

❹

| 学校生活上の留意点 | 【緊急時連絡先】 | ★保護者
電話：

★連絡医療機関
医療機関名：

電話： |

等の舞う環境での活動

が強いため不可
　　　　　　　　　　）

記載日	年　月　日
医師名	㊞
医療機関名	

項（自由記載）

| 学校生活上の留意点 |
|の　C. 発汗後
　　1. 配慮不要
　　2. 保護者と相談し決定
　　3.（学校施設で可能な場合）
　　　　夏季シャワー浴
　　D. その他の配慮・管理事項
　　　　（自由記載）|

が強いため

記載日	年　月　日
医師名	㊞
医療機関名	

| 学校生活上の留意点 |

記載日	年　月　日
医師名	㊞
医療機関名	

項（自由記載）

（次ページに続きます）

裏 学校生活管理指導表（アレルギー疾患用）

❶名前_____ ❷男・女 平成___年___月___日生（___歳）

食物アレルギー（あり・なし）／アナフィラキシー（あり・なし）

病型・治療

A. 食物アレルギー病型（食物アレルギーありの場合のみ記載）
1. 即時型
2. 口腔アレルギー症候群
3. 食物依存性運動誘発アナフィラキシー

B. アナフィラキシー病型（アナフィラキシーの既往ありの場合のみ記載）
1. 食物（原因　　　　　　　　　　　　　　　　　　　　　　）
2. 食物依存性運動誘発アナフィラキシー
3. 運動誘発アナフィラキシー
4. 昆虫
5. 医薬品
6. その他（　　　　　　　　　　　　　　　　　　　　　　　）

C. 原因食物・診断根拠　　該当する食品の番号に○をし、かつ《　》内に診断根拠を記載
1. 鶏卵　　　《　　》
2. 牛乳・乳製品《　　》
3. 小麦　　　《　　》
4. ソバ　　　《　　》
5. ピーナッツ《　　》
6. 種実類・木の実類《　　》（　　　　　　　　　　　　　）
7. 甲殻類（エビ・カニ）《　　》
8. 果物類　　《　　》（　　　　　　　　　　　　　　　　）
9. 魚類　　　《　　》（　　　　　　　　　　　　　　　　）
10. 肉類　　　《　　》（　　　　　　　　　　　　　　　　）
11. その他1　《　　》（　　　　　　　　　　　　　　　　）
12. その他2　《　　》（　　　　　　　　　　　　　　　　）

[診断根拠] 該当するもの全てを《　》内に記載
① 明らかな症状の既往
② 食物負荷試験陽性
③ IgE抗体等検査結果陽性

D. 緊急時に備えた処方薬
1. 内服薬（抗ヒスタミン薬、ステロイド薬）
2. アドレナリン自己注射薬（　「エピペン®」　）
3. その他（　　　　　　　　　　　　　　　　　　　　　　　）

アレルギー性鼻炎（あり・なし）

病型・治療

A. 病型
1. 通年性アレルギー性鼻炎
2. 季節性アレルギー性鼻炎（花粉症）
主な症状の時期；春 、夏 、秋 、冬

B. 治療
1. 抗ヒスタミン薬・抗アレルギー薬（内服）
2. 鼻噴霧用ステロイド薬
3. その他（　　　　　　　　　　　　　　　　　　　　　　　）

●学校における日常の取り組み及び緊急時の対応に活用するため、本表に
　1. 同意する
　2. 同意しない　　　　　　　　　保護者署

㈶日本学校保健会 作成

図6-3-2　学校生活管理指導表（アレルギー疾患用）（裏）

第6章 子どもの成長とぜんそく

_____学校___年___組 提出日 平成___年___月___日

❸ 学校生活上の留意点

A. 給食
 1. 管理不要
 2. 保護者と相談し決定
B. 食物・食材を扱う授業・活動
 1. 配慮不要
 2. 保護者と相談し決定
C. 運動(体育・部活動等)
 1. 管理不要
 2. 保護者と相談し決定
D. 宿泊を伴う校外活動
 1. 配慮不要
 2. 食事やイベントの際に配慮が必要
E. その他の配慮・管理事項(自由記載)

❹ 【緊急時連絡先】

★保護者
電話：

★連絡医療機関
医療機関名：

電話：

記載日　　　年　　月　　日
医師名　　　　　　　　　　㊞
医療機関名

学校生活上の留意点

A. 屋外活動
 1. 管理不要
 2. 保護者と相談し決定
B. その他の配慮・管理事項(自由記載)

記載日　　　年　　月　　日
医師名　　　　　　　　　　㊞
医療機関名

記載された内容を教職員全員で共有することに同意しますか。

❺

名：_____

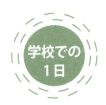

学校でぜんそくの発作を起こさないように、こんな工夫をしてみましょう！

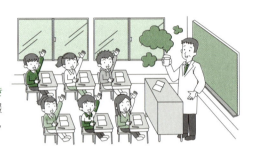

● 教室の座席を決めるとき
黒板のチョークの粉や、冷暖房機の風が来ないところにしてもらいましょう。

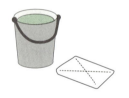

● 掃除当番をするとき
掃除当番のときはマスクをしましょう。床を掃いたり、飼育小屋の掃除をするのは避け、ホコリをあまり吸い込むことのない、ふき掃除をしましょう。

● 教室で動物を飼うとき
ウサギ、鳥、ハムスターなどの毛や羽のある動物は、ぜんそくによくないことがあります。先生に相談して、できるだけ飼わないようにしてもらいましょう。毛や羽のある動物の飼育係になるのも、避けましょう。魚などの水槽ではカビ対策を。

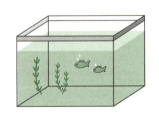

第6章 子どもの成長とぜんそく

● 体育の授業、スポーツ大会、部活動などをするとき

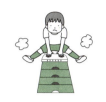

▶ マット運動、跳び箱など
マット運動や跳び箱はホコリが立ちやすく、発作の原因となることがあるので、体調によっては、控えたほうがよいでしょう。

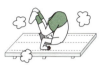

▶ 運動会、マラソン大会、スポーツテストなど
準備運動をきちんとすれば、運動会やマラソン大会やスポーツテストもできます。無理はしないで、苦しくなりそうなときは途中で休みましょう。
激しい運動ができないときは、軽い運動や、記録係などをするといいでしょう。

▶ 部活動
ぜんそくの程度によっては、激しい運動ができないこともあります。やりたい部活動があるときは、医師と相談しましょう。

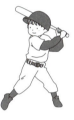

発作が起きたときのために、毎日、お薬をかばんに入れることも忘れないでね

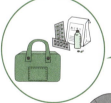

● 学校で発作が起きたら
① すぐに、クラスの担任の先生か養護の先生などに、ぐあいが悪いことを言いましょう。
② 軽い発作のときは、椅子に座って前かがみになり、お水を飲んで腹式呼吸をするか、吸入をしたり、薬を飲んだりします。
③ ぜんめい（「ゼーゼー」「ヒューヒュー」）が起きて、とても苦しいときは、病院へ連れていってもらいましょう。

校外活動に安心して参加できるように

校外活動では、表6-1のようなことに注意しましょう。環境が大きく変わると発作が起きやすくなるので、事前に主治医に相談しましょう。

校外活動のためにコントローラーの増量やリリーバーが処方された場合は、薬の使い方をお子さんによく説明し、いっしょに何度も練習しましょう。発作が起きたらどうするか、お子さんと話し合っておくことが大切です。

また、現地の病院で治療する可能性もあるので、主治医に頼んで病状記録を病院からもらい、お子さんに持たせてあげましょう。

林間学校や修学旅行などの宿泊行事の場合、同室の子が部屋のなかで走り回ったり、布団の上で暴れたり、枕投げをしたりしないように、学校の先生にあらかじめ指導してもらうか、これらのことに協力してもらえるような子と同じ部屋になるようにお願いするとよいでしょう。

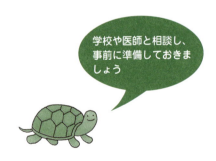

学校や医師と相談し、事前に準備しておきましょう

表6-1 校外活動での注意点

校外活動	注意点
遠足	動物園、火山・温泉地帯、砂ボコリ、山登りなどによる運動誘発ぜんそくなど
宿泊行事（林間学校、修学旅行など）	寝具のダニ対策、布団の上で暴れる、枕投げ、ソバがら枕（ソバアレルギーの場合）など 寝具からできるだけダニを吸い込まないようにしましょう。持参した防ダニシーツ・カバーで布団をおおい、布団の上げ下ろしのときは部屋から出るようにしましょう。 防ダニシーツ・カバーでおおう ホコリを吸い込みやすい遊びは避けましょう。
体験学習	ソバ打ち、パン作りなど（食物アレルギーの場合） 消防訓練の煙体験 煙体験ハウス
野外活動	花火、キャンプファイヤー、蚊取り線香などの煙、急な冷え込みなど

4 予防接種を受けるべき？

　ぜんそくがあるだけなら、問題なく予防接種を受けられます。
　これまでに予防接種でアナフィラキシー（非常に重いアレルギー症状）を起こしたことがある場合は、接種前に医師に相談しましょう。

インフルエンザワクチン

　ぜんそくの発作は、インフルエンザにかかると起こりやすくなります。場合によっては、重症の合併症を起こすこともあるので、毎年、予防接種を受けるべきだとされています。
　お子さんだけでなく、ご家族や周囲の人も接種して、ぜんそくのお子さんにうつすことのないよう注意しましょう。

麻しん・風しん混合（MR）ワクチン

　昔は、MRワクチンに含まれる麻しん生ワクチンにゼラチンが加えられていたため、このワクチンの注射によってアナフィラキシーを起こす例がありました。
　しかし、今ではゼラチンが取り除かれ、生ワクチンを接種したあとのアナフィラキシー症状は報告されなくなりました。

その他のワクチン

これまで定期予防接種として接種されてきたBCG、DPT三種混合ワクチン、日本脳炎ワクチンや、希望者に接種する水痘ワクチン、おたふくかぜワクチン、Hibワクチン、小児用肺炎球菌ワクチンなどは、どれも気管支ぜんそくに対して問題はなく、安心して接種を受けることができます。

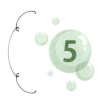

5 ぜんそくの自己管理ができるように

成長に応じて、ぜんそくを自分でコントロールするために、お子さんにはたらきかけていきましょう。

2～4歳──ほめながら吸入を習慣化していきましょう

治療を嫌がらないように、治療器具に興味をもたせ、治療意欲を高めましょう。吸入を嫌がらずにできるよう、ほめながら少しずつ手順を覚えさせ、習慣にしていきましょう。

吸入を楽しくするコツは138～139ページを参考にしてください。

5歳～小学校低学年——自発的に取り組むきっかけを与えましょう

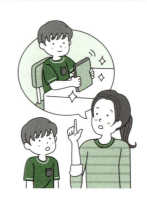

　ぜんそくという病気や毎日の吸入について、わかりやすい簡単な言葉で説明すれば、理解できるようになる年ごろです。

　たとえば、「毎日ちょっとずつ片づけていれば机の上はいつもきれいだけど、放っておくと整理するのがたいへんになるよね。○○ちゃんのぜんそくも、毎日ちょっとの時間お薬を吸入すればたいへんなことにならないから、続けていこうね」などと、たとえ話で治療の必要性を説明するとわかりやすいでしょう。

　腹式呼吸、ピークフロー測定、ぜんそく日記、吸入補助器具の使い方も、親子でゲームを楽しむようにして教えていきましょう。

　吸入は、歯磨きとセットにするなど、毎日決まった時間に行うと面倒に感じず、習慣化していきます。小学校に入学するころになったら、1日の生活パターンや毎日行う治療について説明してあげましょう。

小学校高学年——「治療の主役は自分」という意識をもたせましょう

　これまでパパやママが手伝っていた吸入、ピークフロー測定、ぜんそく日記などを、かなりの部分まで、お子さん自身でできるようにしたいものです。

　「治療の主役は自分」という意識をもつことは、とても大事です。うま

第6章 子どもの成長とぜんそく

くできたら、そのつどほめてあげると、「自分でちゃんとできるんだ」と自信がついて、自己管理ができるようになっていきます。

ただし、まだ任せきりにはできません。見守り、サポートすることが大切です。

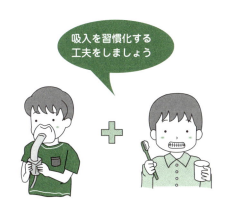

吸入を習慣化する工夫をしましょう

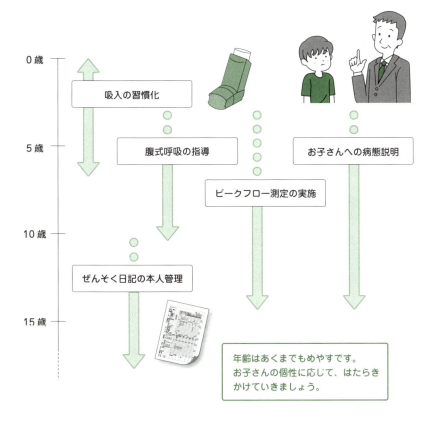

0歳　吸入の習慣化
5歳　腹式呼吸の指導　　お子さんへの病態説明
　　　ピークフロー測定の実施
10歳
　　　ぜんそく日記の本人管理
15歳

年齢はあくまでもめやすです。お子さんの個性に応じて、はたらきかけていきましょう。

中学生以降──治療や通院が中断しないよう注意を

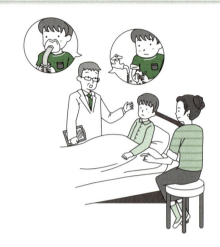

　ここまでの指導によって、治療の主役は保護者からお子さんにスムーズに移行しますが、指導を始める時期が遅れると、思春期になって治療や通院が中断してしまうことがあります。

　場合によっては、夏休みなどに教育入院が必要になることもあります。その場合、退院後もしばらくは見守り、治療の継続をサポートしていきましょう。

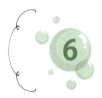 周囲の人に小児ぜんそくを知ってもらいましょう

　小児ぜんそくの患者数は増え続けているので、昔に比べると小児ぜんそくという病気は知られるようになりました。しかし、身近に患者さんがいない人は、ぜんそくという病気や治療法がどういうものなのか、よくわからないものです。

　さっきまで発作で苦しんでいた子が、発作止めの薬で症状がおさまると、まるでウソのように元気になるので、軽いものだと思われることも

あるようです。

なかには、「甘えが原因、気合いで治る」「ぜんそくはうつる」など、とんでもない誤解をしている人もいるようです。こうした誤解を解くためにも、周囲の人たちに、ぜんそくという病気を正しく理解してもらうことが大事です。

おじいちゃん、おばあちゃんなど、たまに会う人にも、ぜんそくという病気について説明し、理解してもらいましょう。そして、家のなかではタバコを控えてもらうことや、お子さんといっしょに出かけたときは動物に触らないようにしてほしいなど、協力をお願いしましょう。

理解と協力を得て、お子さんの生活の質を高めましょう

お子さんがぜんそくであること、ぜんそくはどのような病気でどんな治療が必要か、日常生活で注意している点などを、機会をとらえて周囲の人たちに説明しましょう。

お子さんが保育所や幼稚園、学校に通っているなら、担任や養護の先生から、クラスメートに説明してもらうという方法もありますし、友達やその保護者に、パパやママから話すのもよいでしょう。

・発作が起きたときや病院で

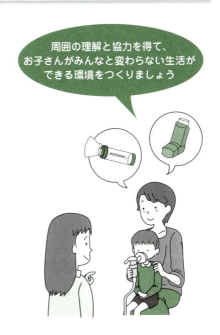

周囲の理解と協力を得て、お子さんがみんなと変わらない生活ができる環境をつくりましょう

定期的な診察を受けるときには、園や学校を欠席したり、遅刻や早退をしなければならない場合もあること。
・体調によっては、体育の授業を見学しなければならないこと。
・お子さんに食物アレルギーがある場合は、給食で食べられないものがあること。
・ホコリや動物の毛や羽を吸い込むと発作が起こるかもしれないので、掃除当番や学級の係でできる役割には制限があること。
・遠足、運動会、宿泊を伴う校外活動などに参加できない場合もあること。
　こうしたことを率直に話し、お子さんが安心してみんなと生活をするための、理解と協力を得られるようにしましょう。園や学校で環境整備をしてもらうときも、可能ならば、クラスメートや保護者の方々にもその理由を説明し、理解を得ておくとよいでしょう。

発作のとき、そばにいる人ができること

　ぜんそくの発作は、いつ起こるかわかりません。友達の家で遊んでいるときに、お子さんが発作を起こすかもしれません。

　そのとき、そばにいる人ができるのは次の5つです。

① 飲み水を持ってきてあげる。
② 楽な姿勢をとれるような場所をつくってあげる。
③ 手のひらを少し丸めて背中を下から上に向けて軽くたたき、た

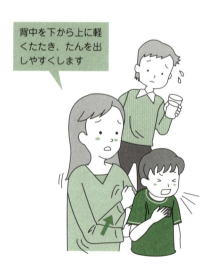

背中を下から上に軽くたたき、たんを出しやすくします

んが出やすいようにしてあげる。
④ リリーバーを飲みやすいように手伝ってあげる。
⑤ 発作の程度が強いときは、すぐに病院へ連れていき、おうちの人に連絡する。

　発作を起こすとどういう状態になるかも含めて、こうしたことを周囲の人たちに話して協力をお願いしておくことは、いざというときのために、とても重要です。
　お子さんに対しても、園や学校、友達の家などで苦しくなったら、がまんせずに、すぐに自分の状態を伝えるように日ごろから話しておきましょう。

7 ぜんそく治療の展望

　近年、ぜんそくの研究は進み、新しい検査方法が注目されたり、以前からあった治療法が見直されたりしています。そのうちのいくつかを紹介しましょう。

新しい呼吸機能検査法「オシレーション法」

　乳幼児は、思いきり息を吸ってから一気に吐き出すという動作ができないので、呼吸機能検査をするのは困難です。
　しかし近ごろでは、自然な呼吸で気道の状態を調べられる「オシレー

ション法」という検査法が行われるようになってきました。

現在、オシレーション法で使われる検査機器には、「IOS（インパルス・オシレーション・システム）」と「モストグラフ」の2種類があります。どちらも、安静呼吸を1分ほど行う間に、パルス波という音波を出して気道の反応を調べ、空気の通りやすさなどをグラフに表します。

オシレーション法は、小さなお子さんでも負担が少なく、健康保険が適用されます。乳幼児ぜんそくの検査・診断や治療効果の確認に役立つ検査法として、今後の普及が期待されています。

見直しが進む減感作療法（アレルゲン特異的免疫療法）

減感作療法は、アトピー型の患者さんに対して、ぜんそくの原因となっているアレルゲンのエキスを薄めたものを、ごく少量ずつ注射しながら、徐々にアレルゲンに体を慣らし、ぜんそくを治していこうという治療法です。

ある程度の効果はあり、以前は広く行われていましたが、現在は治療の主流ではありません。なぜなら、毎週病院で注射をしなければならず、患者さんや家族の負担になってしまうからです。治療が進むにつれて通院の間隔はあいていきますが、少なくとも1年間（場合によっては3〜5年）は続けなければなりません。アナフィラキシーを起こす危険性も否定できないということもあって、吸入ステロイド薬の普及とともに、あまり行われなくなっています。

ただ、近年では免疫療法があらためて注目され、減感作療法についても見直しが進んでいます。患者さんや家族の負担が軽く、安全で確実な方法を研究中なので、将来的には、再び広く行われるようになる可能性もあります。

第 6 章 子どもの成長とぜんそく

アレルギー反応を防ぐ治療法、抗IgE抗体剤

アトピー型ぜんそくは、アレルゲンをやっつけるIgE抗体が、マスト細胞にくっついています。抗IgE抗体剤は、それを防いでアレルギー反応を起こさせないようにする薬です。

成人でも子どもでも、重症の患者さんに使われることがあります。

まとめ

- 思春期になったら、ぜんそくの管理をお子さんが自分でできるようにします。
- 保育所や幼稚園、小学校に入るときは、お子さんがぜんそくであることを園や学校に伝えます。お子さんの年齢に応じて、発作が起きたらどうすればよいか話し合うことも大事です。
- 発作への対応、集団生活で注意してほしいことなどを文書で伝え、園や学校との連絡を密にしましょう。
- 小学校に入学するとお子さんの行動範囲が広がり、学校外で発作を起こす可能性もその分高くなります。宿泊を伴う校外活動などに参加するときは、事前に医師に相談しましょう。
- ぜんそくがあるだけなら、予防接種を受けて大丈夫です。予防接種でアレルギー反応を起こしたことがある患者さんは、事前に医師に相談しましょう。
- ぜんそくの自己管理ができるよう、2歳ごろから発育段階に応じたはたらきかけをしていきましょう。
- 園や学校の先生、クラスメートや保護者、おじいちゃんやおばあちゃんなどにぜんそくを理解してもらえるよう、機会を見つけて説明し、協力をお願いしましょう。

● 監修者

大矢 幸弘（おおや ゆきひろ）
国立成育医療研究センター 生体防御系内科部アレルギー科 医長。
1985年、名古屋大学医学部卒業。国立名古屋病院小児科、国立小児病院アレルギー科を経て、2002年、国立成育医療研究センター第一専門診療部アレルギー科医長。2011年より現職。
この間、1997年から2002年までLondon大学 St.George's hospital medical schoolのsenior research fellowを兼務、アレルギー疾患の疫学や行動医学に関する共同研究に従事。
日本アレルギー学会や日本小児アレルギー学会で診療ガイドラインの作成委員、日本健康心理学会や日本行動療法学会で編集委員などに従事。

図解でわかる！ 小児ぜんそく

平成27年5月25日　第1刷発行

監　修　者		大矢幸弘
発　行　者		東島俊一
発　行　所		株式会社 法研

〒104-8104　東京都中央区銀座1-10-1
販売 03（3562）7671／編集 03（3562）7674
http://www.sociohealth.co.jp

印刷・製本　研友社印刷株式会社　　　　0103

小社は㈱法研を核に「SOCIO HEALTH GROUP」を構成し、相互のネットワークにより、"社会保障及び健康に関する情報の社会的価値創造"を事業領域としています。その一環としての小社の出版事業にご注目ください。

©Yukihiro Ohya 2015 printed in Japan
ISBN 978-4-86513-161-1　C0077　定価はカバーに表示してあります。
乱丁本・落丁本は小社出版事業課あてにお送りください。
送料小社負担にてお取り替えいたします。

JCOPY〈（社）出版者著作権管理機構 委託出版物〉
本書の無断複製は著作権法上での例外を除き禁じられています。複製される場合は、そのつど事前に、（社）出版者著作権管理機構（電話 03-3513-6969、FAX 03-3513-6979、e-mail: info@jcopy.or.jp）の許諾を得てください。